はじめて学ぶ
文献レビュー

●著●

若村 智子 京都大学大学院医学研究科基礎看護学講座 教授

西村 舞琴 京都光華女子大学健康科学部看護学科 講師

総合医学社

なぜ文献レビューが必要か

　その答えは，看護研究をするために，である．看護は，看護をする人とされる人が存在して成立する．その関係性を明らかにする場合もあるし，そのとりまく環境を対象とすることもある．

　看護師が，実際の体験で生じた疑問を研究的視点で問題解決として研究に取り組む場合は，問題は起きない．しかしながら，看護大学，看護専門学校などで，看護学を学んだだけで，一人前になっていない看護学生は，「看護そのもの」がまだ理解，体験できていないのであるから，その研究活動を行うこと自体が，大変高度なことを求めている．しかし，それらの学校は最終の出口でもある．将来研究したいと思うときのために，卒業するまでに，せめて研究方法の概論的なことは，学んでおいてほしい．あるいは，門前の小僧的な体験でよいので，「看護研究とはどういうものであるか」を肌で感じて，卒業してほしいと願うのが教師の本質的な姿勢であろう．

　本書の目的は，その看護研究に関する，文献レビューの書き方を理解することである．文献検索の仕方や，レビューの種類についての類書は，研究方法の書籍中も含めて，たくさんのものが出版されている．今回は，文献レビューという行動を通して，学生が何をどのように学んでいけばよいのかの道しるべになる内容が述べられている．

　本書は，卒業論文で，文献レビューを書こうとしている4回生にほぼ9ヵ月近く指導する教師との対話で進められている．細やかな対話のやりとりも含めて，読み進めていただきたい．

京都大学大学院医学研究科人間健康科学系専攻基礎看護学講座

若村智子

目　次

Lesson1 から Lesson8，コラム執筆：西村舞琴

プロローグ

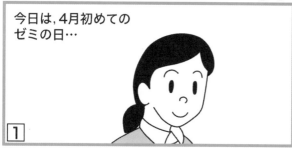

1 今日は,4月初めての ゼミの日…

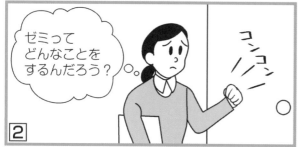

2 ゼミって どんなことを するんだろう?

コンコン

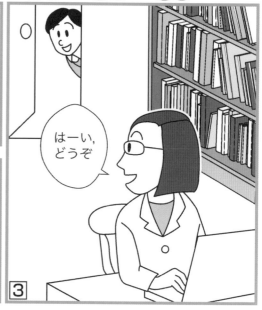

3 はーい, どうぞ

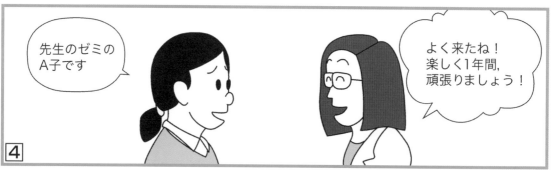

4 先生のゼミの A子です

よく来たね! 楽しく1年間, 頑張りましょう!

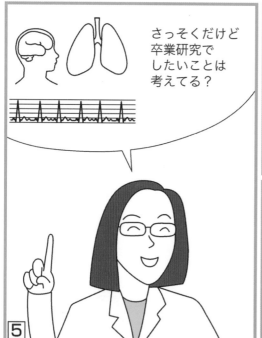

5 さっそくだけど 卒業研究で したいことは 考えてる?

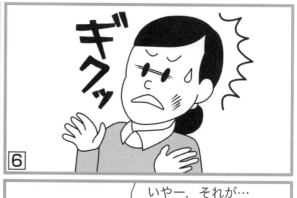

6 ギクッ

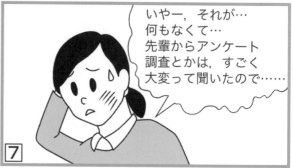

7 いやー, それが… 何もなくて… 先輩からアンケート 調査とかは, すごく 大変って聞いたので……

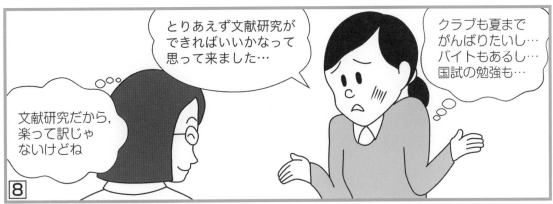

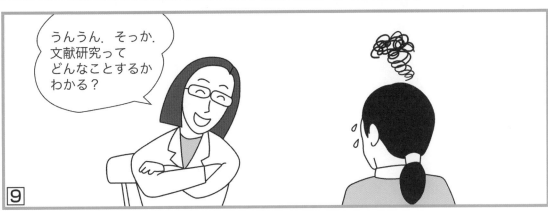

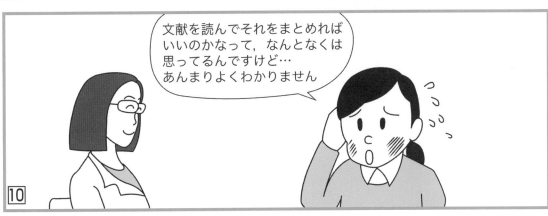

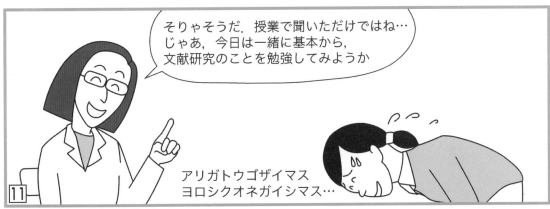

Lesson 1

文献研究を
はじめる前に

1．看護研究って何？

教員：A子さん，いきなりなんだけど，どうして看護研究が必要だと思う？

学生：えー…うーん，「なぜ看護研究が必要か」か…考えたことがなかったです．そうですね，卒業するためにしなければいけないと決まっているから！

教員：あはは（笑），それはたしかにA子さんにとっては切実な理由だよね．でも，A子さんみたいな看護を学ぶ学生だけでなくて，臨床で働く看護師さんも看護研究をしているよね．

学生：うーん，やっぱり，患者さんにとってよりよい看護を追求するため，ですか？

教員：さすが実習を終えてきた4年生！　この質問の最終的な答えはきっとそこに行きつくんだろうね．

学生：正解はなんですか？

教員：この質問ね，残念ながら明確な正解があるわけじゃないの．

学生：えーー（不満）．

教員：ただ言えることは，これまでA子さんが学校で習ってきた看護技術や看護の考え方っていうのは，先輩ナースたちが積み上げてきた研究の成果

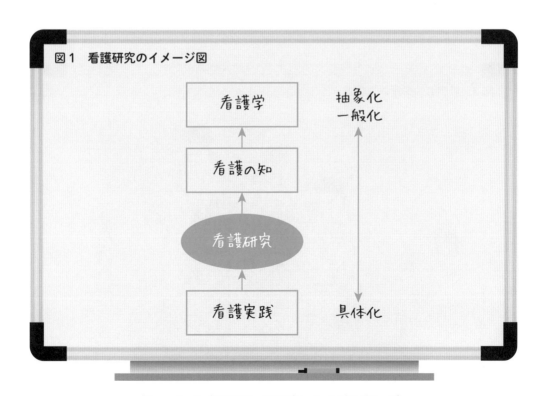

図1　看護研究のイメージ図

（Suzan K，他（黒田裕子，他監訳）：バーンズ＆グローブ
看護研究入門 第7版．エルゼビア・ジャパン，p3，2015を参考に作成）

なのよ．もともとはなんとなく経験で行われていた実践を，1人の患者
　　さんにだけでなくて，みんなに共通して使える技術や知識に"一般化"
　　して，看護学という学問が成長してきた．それを支えてきたのが看護研
　　究なんだ（**図1**）．

学生：それはなんとなくわかります．

教員：これからA子さんも卒業して働くと，そういう先人たちが積み上げて
　　きた「看護の知」を使って看護実践をしていくと思う．でも，まだまだ
　　わかっていない看護の力や実践の根拠も，いっぱい実践の中に隠されて
　　いるんだよね．それを新しく作り上げていくことも，これからの看護を
　　発展させるために必要なことで，これからの時代を担っていくA子さ
　　んの使命でもあるんだよ．これが，先生が思う「なぜ看護研究が必要か」
　　に対する答えかな（**図2**）．

学生：へーなんか壮大ですね．

教員：ふふ，そうよね，ちょっと話を大きくしすぎたかな．早川和生は"看護
　　研究を実践することで私たち看護職は「知」の消費者（*consumer*）で
　　はなく，新しい「知」の生産者（*producer*）に変身する"[1]と述べられ
　　ているね．
　　　とにかく，研究は，"新しい知の創造"＝未知のことを明
　　らかにすること．それは大変なこともあるけど，本当にワクワク

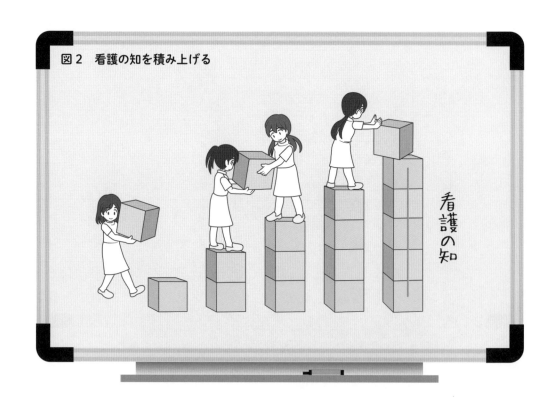

図2　看護の知を積み上げる

看護の知

することなんだよ！！！ 卒業研究は, "看護の知の創造"の第1歩！そのワクワク体験をほんの少しでもいいから, この1年の間にA子さんにも経験してほしいって思うなぁ！！

学生：よくわからないけど, 先生が楽しそうなのはわかりました.

教員：今はわからなくて大丈夫, 卒業論文ができるころには, 少しその意味がわかるはず！

2. 文献研究も研究の1つ！

教員：さて, なんだか壮大な話になってしまったけど, もう少し具体的な話に進もうか. これからA子さんが取り組もうとしている文献研究なんだけど, これもさっき話した看護研究の1つだね.

学生：文献研究も研究なんですね.

教員：そう！ 少し研究として違和感がある？

学生：はい…. なんか文献研究って, 研究をする準備をしているだけで, 卒業研究をした！ って胸をはって言えないような気がして….

教員：そうか, 学生さんにとって文献研究はそんなふうに感じるのね…文献研究も立派な研究の1つだよ！ 文献研究は, A子さんが言ってくれたみ

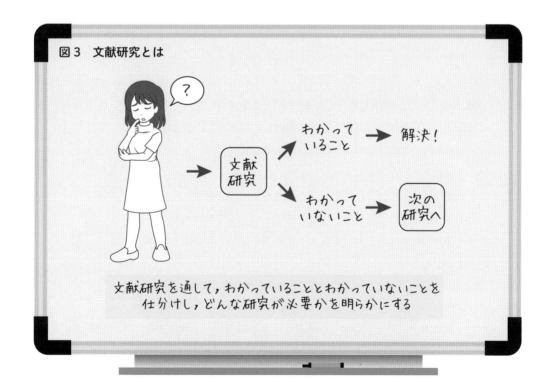

図3　文献研究とは

文献研究を通して，わかっていることとわかっていないことを仕分けし，どんな研究が必要かを明らかにする

たいに，すべての研究の基礎となる面と，独立した1つの研究になる面がある．

学生：んー…どう違うってことですか？

教員：さっき，研究とはまだわかっていない未知のことを明らかにすることだよって話したよね．一番初めにA子さん，文献研究ってどういうことをするって言ってくれたっけ？

学生：自分の研究テーマに似た文献をいくつか読んで，それをまとめる…．やっぱり新しい発見は特にないし，研究って言えない気がします．

教員：そうだね，じゃあ，ただまとめるって考えるんじゃなくて，独自の！『A子さんならではの視点で，わかっていることとわかっていないこと，これからどんな研究をしていけばいいか，を明らかにする』ってなると，どう？

学生：そうか，ただまとめるだけじゃなくて，新しい発見があるから研究として成り立つってことですか？

教員：そうそう！ もちろんどんな研究も，計画する段階でこれまでにどんな研究がされているかを調べるから，それを"文献検討をする"と言う．でも，ただ調べるだけじゃなくて，独自の視点で統合して何が必要かを導き出すことで，文献"検討"が文献"研究"に変わるんだよ（図3）．

学生：うーん…少し単語が違うだけで意味が変わってくるんですね．

教員：もう少しわかりやすい例を出すと…，"事例検討"という言葉は聞いたことある？

学生：はい，実習の後に気になった患者さんの事例を用いて，グループで事例検討を行いました．

教員："事例検討"もね，"事例研究"となると，同じように少し意味が変わってくるんだ．"事例検討"は何かしらの事例を振り返って，原因であったり，もっと良い方法はなかったか検討するでしょ．

学生：はい，それはよくわかります．

教員：それが事例"研究"になると，その事例をもとに，他の患者さんでも共通しそうな一般化できることを，導き出すことになるのね．それによって，その事例の患者さんにだけでなく，その事例を他の看護師も参考にできるようになるでしょう？ 一般化できる，他の人も使える事実を導き出す，というのが事例研究の一番大事な特徴になるね．

学生：なるほど，なんとなく"検討"と"研究"の言葉の違いがわかってきました．

教員：とにかく，やみくもに先行研究*を読まずに自分の考えで研究しても，もうすでにわかってることだったら意味がないでしょう？ 研究っていうのは，必ず過去の先人たちが明らかにしてきた研究の成果の上に成り

●先行研究
自分の研究よりも前に行われ，発表された研究のこと．

立つんだよ．だからこそ，先行研究をしっかり読み解いて，何が必要か
を導き出す文献研究は，とっても大切！ その文献研究が，その後の研
究の道しるべになってくれる（**図4**）．

学生：研究の道しるべ…ステキな響きです．文献研究しかしてない，って思う
必要は全くないってことですね！ でもちょっと大変そう….

教員：大変と思うか，おもしろい！ って思うかはA子さん次第かな〜（ニヤリ）．

3．文献研究に倫理的配慮はいらない？

学生：ところで先生，卒業研究の最初のオリエンテーションで，「卒業研究に
関する倫理審査*を受ける人は，6月末までに研究計画書を提出してく
ださい」って言われたんですけど，文献研究するんだったら関係ないで
すよね？

教員：そうだね，ちなみに文献研究の場合の研究対象は何になる？

学生：えーっと，集めてきた文献ってことですか？

教員：そうそう．看護の研究のほとんどは，"人"を対象にすることがほとん
どだからこそ，研究対象者を守るためにいろいろな倫理指針が定められ
ている．看護研究をするにあたっては，「ヘルシンキ宣言」（1964年），

●倫理審査
行われる予定の研
究が倫理的に問題
がないかどうか審
査すること．所属
の大学や病院に設
置された倫理審査
委員会によって審
査され，承認を受
けたうえで研究を
行う必要がある．

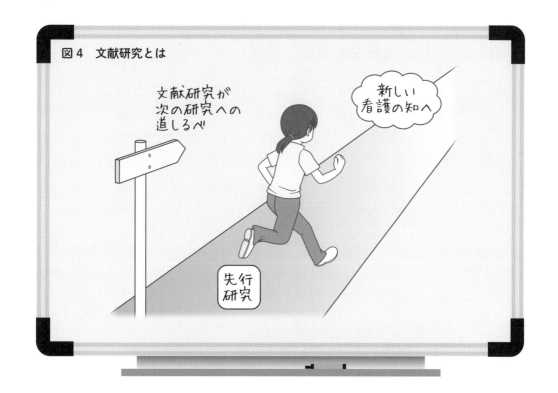

図4　文献研究とは

文献研究が
次の研究への
道しるべ

新しい
看護の知へ

先行
研究

文部科学省, 厚生労働省および経済産業省の「人を対象とする生命科学・医学系研究に関する倫理指針」(2021 年), 日本看護協会の「看護研究における倫理指針」(2004 年) などを一度読んでみてほしい. それじゃ, 文献研究の対象となる文献を扱うときに気をつけなければならないことって何もない?

学生: うーん…そもそも公開されている文献を扱うから, 個人情報の保護も気にしなくていいだろうし…特にないんじゃないかと思います!

教員: そうだね, たしかに倫理審査を受けなければいけないようなことは発生しない. だから A 子さんが文献研究をするなら, 倫理審査委員会に研究計画書を提出する必要はないってことになるね. でもね, 人を対象にする研究と同じように, 1 つひとつの文献に対して丁寧に大切に扱ってほしいと先生は強く思うんだ. 文献研究だから倫理的配慮はいらないってわけじゃないと思う.

学生: 大切に扱うって, 印刷した紙を乱雑に扱わないってことですか?

教員: ははは, それは物理的に大切にするってことだね. それも 1 つあるかもしれないけど, そうじゃなくてね, 1 つひとつの論文が出来上がるまでには, 研究者と研究協力者をはじめ, 本当にたくさんの人のエネルギーとお金がかかっているんだ. みんなが一生懸命, 看護の新しい知を作り出そうとした成果が文献なわけ. それをわかったうえで, 書いてあることと違う解釈をしたり, いい加減に読んだりせず, 誠実に向き合うこと

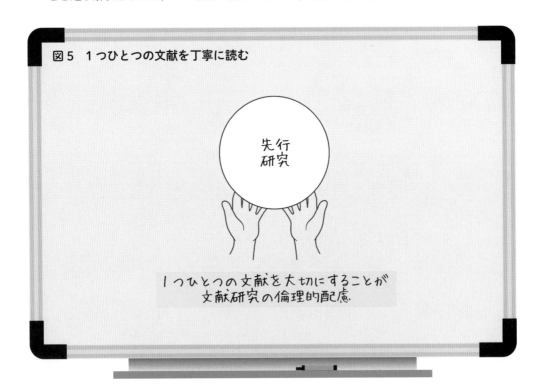

図5　1つひとつの文献を丁寧に読む

が，文献研究をするうえでの倫理的配慮なんじゃないかと先生は思うのよ．特に初めて研究に取り組む人は，文献研究だからってたくさんの文献を読まないといけないって思うよりは，1つひとつの文献を丁寧に読んでほしいと思ってる（**図5**）．

学生：（じーん）先生がどんな思いで研究に向き合ってらっしゃるか伝わった気がします．

教員：そんなふうに受け止めてくれてありがとう．

4．文献研究の流れ

教員：さて，じゃあ今日はこのくらいで，次は実際に文献を読みながら勉強していこうか．

学生：先生，質問なんですけど，これからどういう流れで卒論が進んでいくか教えてもらえませんか？ いきなり何本も論文を読む自信がありません…．

教員：あっそうだね，今後の流れを伝えておかなくちゃね．文献研究は，
①リサーチクエスチョンの設定（Lesson4）
②文献の検索（Lesson5）
③文献の整理（Lesson6）
④文献の統合（Lesson7）
⑤論文の執筆（Lesson8）
というような流れで進んでいく．
でも，A子さんのように初めて研究をする学生さんは，まず論文に触れて読み慣れることが重要！ なので，これから2～3ヵ月はとにかく週に1本ずつ論文を読んで，それをゼミで紹介してもらう形で進めていこうと思う．焦らずゆっくりいこう！

学生：それを聞いて安心しました．何から何までわからないことだらけなので．

教員：ということで，次までの宿題なんだけど…．

学生：え！？ さっそく宿題が…！（汗）

教員：とにかく何でもいいし，どんな方法でもいいから，1つ，自分の興味のあるテーマで文献を検索して持ってきて！ 文献検索の方法とか，そもそも文献って何か，とか，そういうことは来週一緒に勉強していくから気にしないでいいよ．

学生：えーー，何でもいいって言われると困る…．

教員：ははは，もちろん研究テーマのこともこれから考えていくことだから大丈夫．あ，1つだけ条件があるんだった．文献にはいろいろな種類があるんだけど，"原著論文"って書いてある文献を持ってきてほしいな．

学生：うーーん，わかるかな….

教員：うんうん，間違ってても大丈夫だから，まずは1つだけでいいしね．

学生：はーいわかりました．

教員：それじゃあ今日はこれで終わりましょう．

学生：ありがとうございました！

引用文献

1) 早川和生：看護研究の進め方，論文の書き方　第2版. 医学書院. p94, 2012.

Lesson 1 のまとめ
●研究は，

　　新しい知の創造＝未知のことを明らかにすること

　　卒業研究は，"看護の知の創造" の第一歩！

●文献研究も研究の1つ

　　×　先行研究を（ただ）まとめる

　　○　独自の視点で統合して新たな課題を見出す

●文献研究の流れ

　　①リサーチクエスチョンの設定

　　②文献の検索

　　③文献の整理

　　④文献の統合

　　⑤論文の執筆

コラム　文献研究も立派な研究の1つ

　この本を手に取ってくださった方に，まずはじめに伝えたいこと，それは，「文献研究も立派な研究の1つだ！」ということです．

　今回，この本を執筆するにあたって，卒業生や4年生など，いろいろな学生さんに卒論のことを聞いてみました．すると，「私，文献研究しかしてないんで….」「文献をまとめただけです.」そんな声が聞かれました．どうやら学生さん達にとって，研究の主役はアンケート調査や実験で，文献研究は端役，そんなイメージのようです．

　学生さんによって，この本のA子さんのように，もともと文献研究をしようと思っていた人，本当はアンケート調査がしたかったけれど，何らかの理由でできなかった人など，文献研究をすることになった経緯はさまざまだと思います．120% 卒論に取り組んだ人，国家試験の勉強や部活動など他に優先するものがあって充分に時間が取れなかった人，取り組み度合いも人それぞれ違うでしょう．

　けれど，どんな学生さんだって，初めて研究論文をがっつり読み，何ページもの卒業論文を仕上げるのに，苦労がなかったわけがありません．向き合い方は人それぞれ違えど，誰しも必ず真剣に研究に向き合う時間があったはずです．それなのに，「文献研究"しか"してない」「まとめた"だけ"」，そんな言葉が出てくるのは，教員としては少し侘しい気持ちがします（でも，そんなふうに話していた学生さんも，よく話を聞けば卒論のことを一生懸命話してくれて，どうやら謙遜も含まれていたことに後で気がついたわけですが．笑）．

　たしかに，アンケート調査や実験が，まさしく研究！と感じるのはよく理解できます．けれど，文献研究だって，たくさんの研究の中から現状を把握したり，課題を見出したり，今後の研究の道標となる立派な研究の1つです．

　卒論で文献研究に取り組んだ学生さんにも，「研究をしたんだ！」と胸をはってほしい，というのが，卒論にかかわるいち教員としての願いです．

Lesson 2

文献って何？

1．研究もスポーツもはじめるときは一緒

教員：こんにちは！

学生：今日もよろしくお願いします！

教員：じゃあ，さっそくだけど，宿題にしてた文献（原著論文），何か持って
　　　これた？

学生：いちおう…（これでいいのかなぁ）．

教員：うんうん，OK！ ちゃんと左上に"原著"って書いてある文献だね．ど
　　　うやって探したの？

学生：とりあえず，看護研究の授業で医中誌 Web *は一度使ったことがあった
　　　ので，医中誌 Web で探しました．

教員：看護研究の授業が活かされてるね（good!）．検索の方法に関しては，
　　　もう少し進んでから勉強していくことにして，今日はまずはじめに，文
　　　献って何？ というところから学んでいこう．

学生：なんか前回から，「〇〇とは…」みたいなのばっかりですね．

教員：研究は普段なじみのない言葉とか，研究の世界のお作法みたいなものが
　　　結構あるからね．A子さん，部活してるんだっけ？

学生：はい，体育会のテニス部でがんばってます！

教員：テニスをはじめたときって，まずは基本的なテニス用語から習うで
　　　しょ？

学生：あぁ…ラケットのグリップ，とか，ガット（ラケットの面の部分）とか…．

教員：そうそう．それに試合のルールも教えてもらわないと試合できないじゃ
　　　ない？

学生：サーブ，レシーブとか，フォルトとか，カウントの仕方とかね！ そっか，
　　　まぁそう考えると研究をはじめるってなったら，そのあたりをおさえと
　　　かないとってことね（納得）．

教員：そのとおり，今日は文献研究に関連する用語と決まりみたいなものを勉
　　　強していくよ．

●医中誌 Web
医学中央雑誌刊行
会（略称：医中誌）
が運営する日本国
内の医学関連の文
献情報のインター
ネット検索サービ
ス．看護学生が最
も利用するオンラ
インデータベース
の1つ．

2．研究における文献とは

教員：A子さん，もし研究と関係なく何かしらの情報を調べたいと思ったら何
　　　で調べる？

学生：んー，Google で調べるか，本とか教科書読んでみるとか…？

教員：そうだよね，インターネットの情報も，本や教科書も大切な情報源で，

広い意味では文献にあたるんだけど，今回はなんで Google じゃなくて，医中誌 Web で検索してみたの？

学生：そりゃまぁいちおう研究のことだし，論文を持ってきてって言われたから，研究のサイトで調べたほうがいいかなぁと思ったので．

教員：そうそう，なんとなく A 子さんが区別して考えているように広い意味での"文献"と，「研究における"文献"」というのは，少し意味が違ってくるの．ちょっと図で書きながら説明すると…（**図 1**）．

世の中にはいろいろな"情報"があふれているんだけど，その中でも特に，文字を主体にした記録物全般を"文献"というね．さっき A 子さんが言ってくれた教科書とか，本とか，あとは新聞や辞典などもこれにあたる．

さらにその中でも研究に関する成果が書かれたものや，まとめられたものを，学術論文や学術雑誌と言う．

ところで A 子さん，研究で参考にする情報として必要な条件ってなんだと思う？

学生：ウソじゃない情報！

教員：ウソじゃない，というと，つまりどういうこと？

学生：正確な情報？

教員：そうだね！信頼のおける確実な情報が，研究ではとても大切．だって，お店に行くときにお店の住所を検索してそれが間違ってたら，お店に

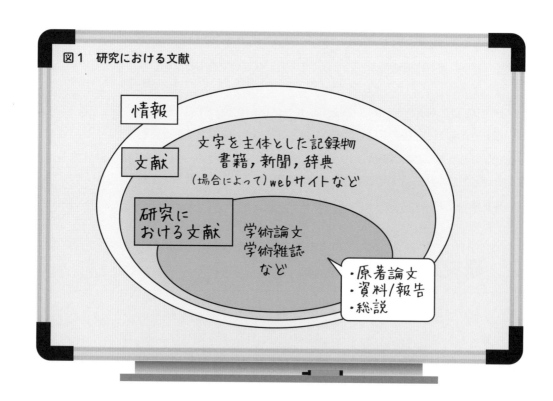

図1　研究における文献

情報

文献

文字を主体とした記録物
書籍，新聞，辞典
（場合によって）web サイトなど

研究における文献

学術論文
学術雑誌
など

・原著論文
・資料/報告
・総説

は絶対にたどりつけないでしょう？　間違った情報をもとに研究すると，その研究も真実にはたどりつけないから，参考にする情報というのはとても大切なの．

学生：そりゃそうですね（笑）．

教員：信頼のおける確実な，というのは，誰が見ても正しいと言える，そして，もし同じことをもう一度したら同じ結果が得られる情報．**つまり科学的な方法に則って導かれた裏付けのある情報**ということで，これがいわゆる"エビデンス"にあたる．それが保証されているのが学術論文や学術雑誌，というわけ．

学生：エビデンスに基づいた看護実践ってこれまでにも授業や実習でさんざん言われてきたけど，教科書とかでしか読んでなかったから，本当の意味でエビデンスを確認できてなかったんですね．

教員：教科書も，学術論文などの研究成果をもとに書かれているから，信頼のおける確実な情報だと考えても差し支えはないよ．特に，図書によってはこうやって参考や引用文献がついているでしょう？

学生：ほんとだ，全然，注意して見てなかった…．

教員：しかも専門書や教科書は1つの研究からだけじゃなくて，複数の研究から言える普遍的なことがまとめられている．だから，研究するうえでその分野の基本的な知識を知りたければ，まず図書を読むっていうのは絶対に必要なことだよ．

学生：そっか…基礎知識がないと意味わからないですもんね．

教員：ただ注意が必要なこともあって，新しい研究が書籍に反映されるまでには時間がかかる．例えば，授業では患者さんの移乗*の介助についてどう習った？

学生：こうやって…，1人でよいしょってする方法ですかね．実技試験もあったし．

教員：そうだね，でも臨床の看護師さんはどうしてた？

学生：腰に負担がかかるし，危ないから，できるだけ1人ではしないようにって器械を使ったり，人を呼んだりされてました．

教員：そうそう．そんなふうに，もともと言われていた情報と最新の傾向とは乖離があるんだ．書籍に反映されるには時間がかかるから，書籍の情報は最新ではないということを頭においておかないといけないね．

●移乗
乗り移りする動作．例えば，ベッドから車いすへの移動など．

3．学術論文の種類

教員：ところでA子さん，医中誌Webで文献を探したときに，具体的にはど

うやって検索したの？

学生：よくわからなかったんで，Google 検索するときみたいに，単純にキーワードをこうやって並べて検索しました．

教員：すぐ原著論文は見つかった？

学生：いえ，いろいろ出てきたので，上から順番に見て探しました．

教員：いろいろというと，他にどんなのが出てきた？

学生：えーっと，"資料"って書いてあるのとか，あと"研究報告"とか，"会議録"とかがあった気がします．

教員：そうそう，よく見てるね（good）！ そんなふうに学術論文の種類もいろいろある．ただ，論文の分類は明確に定義が決まっているわけではなくて，まちまちなので，ここではおおまかな分類だけ整理しておこう．

学生：はい．

教員：今日は3つの枠組みで整理するね．まず，1つ目"原著論文"．英語でいうと，original article という．Article ＝記事・論説といった意味になるので，直訳するとオリジナルな論文，となるね．

学生：オリジナルじゃないと原著論文にならないってことですか？

教員：そう．先週話したように（大事なことだから何度も言うけど），研究とは，未知のことを明らかにすること．その人のオリジナルな新しい知見が含まれていて（新規性），かつ，さっき話したように科学的方法に則り，誰でも同じ結果が導ける（普遍性），そんな論文が原著論文になる．

学生：えーそれって結構大変そうですね．全部の研究にそんな大発見があるもんなんでしょうか．

教員：そう，そこで次の2つ目．A子さんが検索するときに見てくれていた"資料"や"研究報告"があてはまる．原著論文ほど大規模な研究でなかったり，原著論文ほど整備されていないけれど，学術的に価値がある研究が，原著論文とは別の形で発表されているんだ．他にも早く世の中に公表したほうがいい研究は，"速報"という形で発表されていたりもするね．

学生：先生，質問なんですけど，やっぱり原著論文のほうがすごいってことですか？

教員：いや，先生は原著論文のほうが優れていて，それ以外が劣っているとは決して思わない．1つの研究の重みという意味ではどちらも同じだし，さっきも言ったように，どんな論文も学術的に価値があるから発表されているんだ．少数例のデータでも（例えば事例報告も），それによって他の研究や看護実践に役に立つ可能性は多いにある．

学生：なるほど…じゃあ，今日は原著論文だけを探してたから，他のものに目もくれずだったけど，文献研究をするうえでは原著論文以外の論文も読んだほうがいいってことですよね！

教員：うーん…いいところをついてるね A 子さん. 論文に優劣はない. でも,
　　　A 子さんに時間が無限にあるわけではないから, 読む優先順位というの
　　　は必要なのよ. そういう意味では, やっぱり原著論文から優先して読む
　　　と確実かなと思う.

学生：そっか, 実際問題ってことですね….

教員：あとは, テーマを絞って検索してみて, そのテーマに関する原著論文が
　　　どのくらいあるかとか, そういうことにも関係してくるから, これから
　　　研究が進んできたら, おいおい相談していこうね. でも原著論文でなく
　　　ても, タイトルを見て興味がある！ と思った論文はどんどん読んでみ
　　　るといいよ.

学生：早く研究を進めたくなってきました！

教員：ふふ, いい傾向だね.
　　　さて, 脱線してしまったけど, 論文の種類, ①原著論文, ②資料 / 報告
　　　/ 速報など, と話してきて, 最後の 3 つ目は, 総説（レビュー）と言わ
　　　れるもので, 特定のテーマに関する先行研究を整理し, 総合的に学問的
　　　状況を説明したものだね.

学生：これから私がする文献研究と近いイメージで合ってますか？

教員：そうそう！ 総説は, 文献研究の対象にはならない. でも, 総説を読めば,
　　　そのテーマ周辺の全体像を見渡せるので, とても役に立つよ. 書籍より
　　　も研究に特化した内容で, より専門的だし, 最新情報も仕入れられる.

学生：へぇ〜, じゃあ, まずテーマに近い専門書を書籍で読んでみて, 総説を
　　　読んで, そこから原著論文を読む, という流れがいいってことですね.

教員：いや, そうすると膨大な時間がかかっちゃうから, 先生だったら, 原著
　　　論文や総説などの学術論文を何本か読みながら, 必要があれば専門書で
　　　調べる. そんなふうに順番を決めるんじゃなくて, 同時並行でいろいろ
　　　読んでいくのがいいと思う.

学生：とりあえず論文を読んでみないと話が始まらないですね！ あ, 先生,
　　　質問が！ 会議録は 2 番目の原著論文以外にあてはまるんですか？

教員：会議録はね, 学術論文にはあてはまらないんだ.

学生：ええ！ そうなんですか！ 検索したときにいっぱいあった気がするのに
　　　….

教員：研究者の世界には, 同じ分野の研究を行っている研究者たちによる団体
　　　として“学会”がある. これまで説明してきた学術論文の多くは, この
　　　学会が編集・発行している学術雑誌に掲載されているの. 研究者たちは
　　　定期的に集まって学術集会*を開催して, 研究成果の発表や意見交換を
　　　しているんだ.

学生：卒業研究発表会みたいな感じですか？

教員：あそうそう．その学術集会で発表された研究成果の要旨[*]だけが"会議録"として残される．

教員：あそうそう．その学術集会で発表された研究成果の要旨＊だけが"会議録"として残される．

学生：あ〜だから会議録って書いてある PDF 開けたら1ページとかすごく短かったんですね．

教員：お，えらいね，ちゃんと開けてみてみたんだ．

学生：はい，いちおう上から順番に PDF がダウンロードできた文献は，中を見てみました．

教員：その姿勢がとてもいいね！

　　　そういうわけで，会議録は研究成果を短くまとめたものなので，論文ではないし，文献研究の対象にもならないということね．ここまで学術論文の3つの分類と会議録（**表1**）についてはなんとなく理解できた？

学生：はい，なんとなく．

教員：よしよし，じゃあ，ようやくだけど，次は持ってきてくれた論文を一緒に読んでみよう！

学生：（前置きが長かった…）はーい！

●学術集会
研究成果の発表や意見交換を目的に行われる会議のこと．

●要旨
論文全体の要約のこと．要旨を読めば論文に何が書いてあるか，おおまかに把握できる．ほとんどの論文の一番はじめ，もしくは，一番最後のページに載っている．

表1　学術論文の3つの分類

原著論文	新規性と普遍性があり科学的方法論に則って書かれた論文
資料/報告/速報など	原著論文ほど整備されていないが，資料として，また速報として，公表する価値のある論文
総説（レビュー）	特定のテーマにおける先行研究を整理し，学問的に概説したもの

＊会議録…学術集会で発表された研究成果の要旨だけをまとめたもの（論文とは区別される）

Lesson 2 のまとめ

●研究で参考にする情報は,

　・信頼のおける確実な

　・誰が見ても正しいと言える　　　　　　　}であることが必須

　・科学的な方法に則って導かれた裏付けのある情報

　　　→エビデンス

　　　→文献研究では学術論文や学術雑誌を参照しよう！

●学術論文は大きく分けて 3 種類

　①原著論文

　②資料 / 報告 / 速報など

　③総説（レビュー）

　　※会議録（学術集会の要旨）は学術論文には含まれない

●文献研究で読むべきは

　・原著論文（新規性・普遍性が担保された情報）

　・総説（研究テーマ周辺の全体像を見渡せる）

　・書籍（基礎知識を学ぶ）　　これらを同時並行で読んでいく

　　※資料 / 報告 / 速報などから研究のヒントが得られる場合もあるので,

　　　タイトルを見て興味があると思った論文は読んでみるとよい

Lesson3
論文を
読んでみる

教員：　さて，ようやく！だけど，持ってきてくれた論文を一緒に読んでみよ
うか！今日は細かい内容を吟味して読むというよりも，論文ってこう
いうものなのか，という概観をつかむつもりで読んでみようね．

学生：　はい，よろしくお願いします．

教員：　じゃあＡ子さんの持ってきてくれた論文を出してもらえる？

学生：　これです！

XXX 誌，29，2，32-39（2019）　　　　　　　　　doi：10.0101/abc.2019xxdd

―原書―

慢性心不全患者への夜間睡眠の改善を目指した
足浴プログラムの介入効果

○○　○○[1]　　△△　△△[1]　　××　××[2]

1）Ａ大学附属病院看護部
2）Ａ大学医学部看護学科

要旨
【目的】慢性心不全患者は，浮腫や利尿剤による頻尿などから不眠に悩む人が多い．そこで本研究は，足浴プログラムを実施することで睡眠の質や量が改善したか，主観・客観，両面から評価することを目的に行った．
【方法】対象はＡ病院の慢性心不全患者8名とし，就寝30分前に約10分間，41度のお湯で足浴を行った．主観的指標として質問紙から，客観的指標として活動量計を用い，睡眠時間と睡眠の質の変化を介入前後で比較した．分析は対応のある t 検定を用いた．
【結果】主観的指標では，8人中7人が睡眠の質が改善し，入眠にかかる時間が介入前に比べ，後で有意に短くなった（$p = .038$）．しかし客観的指標として睡眠時間や睡眠の質に有意な差はなかった（$p = .589$）．
【考察】今回の足浴プログラムは，主観的睡眠においては改善がみられたことから，一定の効果が得られたといえる．しかし，客観的には改善されていないことから，介入方法（タイミングや時間）や，その他の要因を検討する必要がある．

Keywords：心不全，睡眠，足浴

*架空の研究です

教員：　へぇ…Ａ子さんは睡眠に興味があるの？

学生：　はい．先生に何でもいいから論文持ってきてって言われたときに，一番
に思い浮かんだのが，実習で受け持った患者さんが眠れないっておっ
しゃってたことで．実習中は論文を調べる余裕がなかったので，一度調
べてみたいと思って．

教員：　そうか，その心意気はとてもすばらしいね！論文を何本か読んだら，
次は研究疑問を整理していくんだけど，そのときにもう少しいろいろ話
を聞かせてね．さて，論文は最初の1ページ目が情報の宝庫！なので，

とりあえず上から順番に読んでもらおうかな.

学生：え，上から…？ えーっと，タイトルが『慢性心不全患者への…』

教員：ストップ，A子さん，もっと上にもいろいろ書いてない？

学生：え，もっと上？この『XXX誌…』っていうところですか？

教員：そうそう．それも重要な情報だからね，飛ばさない.

学生：えっと…『XXX誌，29の2の，32から39，2019』？？

教員：はい，OK．XXX誌っていうのはこの論文が載ってる雑誌名になるね.
そして，2019年に発行された29巻の2号の32〜39ページに論文
が載っています，という意味になる.

学生：タイトルばっかり見てました.

教員：どの雑誌に載っているかも重要だね．文献研究をしていくうえで，自分
の興味のあるテーマがよく載っている雑誌がわかってきたりするから，
その雑誌を重点的にチェックするという文献検索の方法もあるよ．あと
は何年に発行されてるかもとても大切！

学生：新しい情報かどうかってことですね.

教員：そのとおり！ 前にも話したように，先行研究でどこまでわかっていて，
何がわかっていないかを調べてるんだから，20年前の情報だと古いよ
ね.

学生：じゃあ最近の論文しか読まなくていいってことですか？

教員：うーん，難しい質問だね．文献研究をするうえでは，直近5年の論文と
いうふうに，対象にする文献を絞ったりする．でも，過去の論文から最
近の論文まで読むことで，研究の流れがわかったり，その研究テーマの
研究の転機になったような重要な論文があったりするから，最近のしか
読まなくていい！ って言うと語弊があるかなあ．つまり文献研究の対
象にするのは最近の論文だけど，それを理解するためには過去の論
文も読んだほうがいい，という感じかな.

学生：なるほど….

教員：でも今はとりあえず，まず読んでみる，っていう段階だから，まずはやっ
ぱり新しい論文から読んでみるのがいいかな！ よし続きに行こう！

学生：『doi…』？

教員：よし，わからないことが出てきたら，まず自分で調べてみようか.

学生：Googleで検索してみてもいいですか？

教員：もちろん！ インターネット上は不確かな情報も載ってるから気をつけ
ないといけないのは確かだけど，本で調べるというとハードルが高く
なっちゃうでしょう．研究をするうえで，疑問に思ったことは自分で調
べてみるってことがとても大切なスタンスだよ.

学生：えーっと…Wikipediaにはこんなふうに載ってました！ んーでもちょっ

と意味がわかりません….

デジタルオブジェクト識別子（デジタルオブジェクトしきべつし，英語：*Digital Object Identifier*, 略称 *DOI*）は，インターネット上のドキュメントに恒久的に与えられる識別子である．（*Wikipedia* 参照 *2019* 年 *2* 月 *25* 日）

教員：OK，まず調べてみるっていう姿勢が大事だからね．DOI は web 上の文献につけられたバーコードみたいな役割だと思えばいい．時間がたつと web 上のサイトのアドレスが変わってしまったり，なくなってしまったりすることがあるでしょう．でも DOI はずっと変わらないから，DOI がわかればいつでも同じ論文にアクセスできる仕組みになってるの．

学生：『恒久的に与えられる識別子』ってそういう意味か！便利ですね．

教員：アクセスの仕方もとても簡単で，"https://doi.org/(DOI コード)" と URL を入力すれば直接論文にアクセスできるんだよ．

学生：すごいシステムですね．

教員：よし，じゃあ続き行こうかな．DOI の下の「原著」これはさっき話したからいいかな，では次….

学生：（やっとタイトル…笑）．はい，タイトルが，『慢性心不全患者*への夜間睡眠の改善を目指した足浴*プログラムの介入効果』です．

教員：このタイトルから読み取れることはどんなこと？

学生：タイトルのままになってしまいますけど，まず，この研究の対象が慢性心不全患者で，夜の睡眠がよくなるように足浴をしてみたら，どうだったかっていう研究かなと思います．

教員：そうだね！タイトルはとても重要な情報源で，よい論文のタイトルは，対象者が何で，どんな研究方法で，何を調べたか，がタイトルを見ただけでわかる．じゃあ次….

学生：著者は，『〇〇さんと△△さんと，××さんで，所属が A 大学附属病院の看護部と，A 大学医学部看護学科』ですね．

教員：誰が書いているかも，自分のテーマの論文をたくさん読み進めると，あれ？この人の名前見たことがあるな！というように，気づくことがあると思うから，チェックしておこう．あと，著者の順番にもルールがある．基本的には，研究への貢献度が高い順番にするんだ．筆頭著者（first author）は一番研究をメインでがんばった人，という感じかな．

学生：へぇ～きっとこの論文だったら臨床の看護師さんですよね，すごいなぁ．

教員：そうだねぇ．そして，最終著者（last author）は，その研究を指導した人であったり，責任者にあたる人と決まっているんだよ．

学生：この論文だと，看護師さんの研究を大学の先生が指導したっていう感じ

●慢性心不全
心臓に何らかの異常があり，心臓が血液を送り出す機能が慢性的に低下している状態．

●足浴
足をお湯につけて温めながら洗うこと．

なんですね.

教員：そうそう．さて，ここまでは“書誌情報”*と言われる部分だったね．
次は要旨をじっくり読んでいくよ！

●書誌情報
文献を特定するのに必要な情報のこと．著者，発行年，タイトル，雑誌名，巻・号，ページなどが該当する．

②発行年
→最新の情報かどうか

③ＤＯＩ
→ネット上の住所

XXX 誌, 29, 2, 32-39 (2019)　　　　doi：10.0101/abc.2019xxdd

—原書—

①雑誌名
→自分のテーマを
よく扱っている
雑誌は？

慢性心不全患者への夜間睡眠の改善を目指した
足浴プログラムの介入効果

④論文の種類
→まずは原著論文
をチェック

⑥所属
→この研究をしている
のは看護師？医師？
コメディカル？

○○　○○ 1)　△△　△△ 1)　×× ×× 2)

1）Ａ大学附属病院看護部
2）Ａ大学医学部看護学科

⑤著者
→特に筆頭と最後の著者を
チェック！
→自分の研究テーマと近い研究
をしている著者は確認

要旨
【目的】慢性心不全患者は，浮腫や利尿剤による頻尿などから不眠に悩む人が多い．そこで本研究は，足浴プログラムを実施することで睡眠の質や量が改善したか，主観・客観，両面から評価することを目的に行った．
【方法】対象はＡ病院の慢性心不全患者8名とし，就寝30分前に約10分間，41度のお湯で足浴を行った．主観的指標として質問紙から，客観的指標として活動量計を用い，睡眠時間と睡眠の質の変化を介入前後で比較した．分析は対応のあるt検定を用いた．
【結果】主観的指標では，8人中7人が睡眠の質が改善し，入眠にかかる時間が介入前に比べ，後で有意に短くなった（p = .038）．しかし客観的指標として睡眠時間や睡眠の質に有意な差はなかった（p = .589）．
【考察】今回の足浴プログラムは，主観的睡眠においては改善がみられたことから，一定の効果が得られたといえる．しかし，客観的には改善されていないことから，介入方法（タイミングや時間）や，その他の要因を検討する必要がある．

Keywords：心不全，睡眠，足浴

⑦要旨／妙録
→構造化され
ていること
が多い
→要旨を読ん
で論文の取
捨選択に

⑦キーワード
→論文検索の参考に用いる

2．要旨をじっくり読む

教員：次は要旨を読んでみようか．

学生：はい．

教員：まず要旨は，本文を読まなくても必要な情報が得られるように書かれているんだ．逆にいうと，要旨だけでは何の研究かわからなかった…となってしまうと，それは不適切ということになる．

学生：まず要旨を読んでみて，中身をもっとしっかり読むかを，考えたらいいってことですね．

教員：この論文のように，【目的】（背景と書いてある場合もあるね），【方法】【結果】【考察】のように，構造化されていることが，ほとんど．じゃ

あ読んでみようか.

学生：はい！『【目的】慢性心不全患者は，浮腫*や利尿剤*による頻尿などから不眠に悩む人が多い．そこで…』

教員：OK. この最初の1文がこの研究の背景にあたる部分ね．続き….

学生：『そこで本研究は，足浴プログラムを実施することで睡眠の質や量が改善したか，主観・客観，両面から評価することを目的に行った．』

教員：論文を読むときに，"そこで"，これが出てきたら要チェックですね．決まり文句で，このあとは研究の目的が続く．この目的に対して，方法，結果，考察がどうだったかを意識して読んでいくんだ．

学生：なるほど．続きいきます．『対象はA病院の慢性心不全患者8名とし，就寝30分前に約10分間，41度のお湯で足浴を行った．』

教員：方法と結果は，もう実践し終わったことなので，基本的には過去形で書かれている．そして，誰を対象に，何をしたか，わかるね．

学生：就寝30分前って，この病院だと何時なんでしょうね？

教員：いい質問ですね～．そうやって疑問が出てきたら，すぐに本文を見てみるといいね．本文もほとんど要旨と同じ構造になっているから，本文の方法にあたる部分を読むと書かれている可能性が高い．

学生：どれどれ…（ペラペラ…）．あ，ほんとだ！22時が消灯で，21時30分から介入って書かれてます．でもこれ，みんな本当に22時に眠れているとは限らないから，就寝30分前じゃなくて，消灯30分前のほうが正しいですよね．

教員：そうそう！すばらしいね！そうやっていろんな疑問がわいてくるよね．それが批判的に読む＝クリティークする，って言われる読み方だよ．批判的に読む視点もまた勉強するんだけど，まずはこうして読みながらわいてくる疑問を大切にするといいね．じゃあ続きを．

学生：『主観的指標として質問紙から，客観的指標として活動量計を用い，睡眠時間と睡眠の質の変化を加入前後で比較した．分析は対応のあるt検定を用いた．』…主観も客観も両方の視点で評価すると説得力があります！

教員：そうだね，これがこの研究の強みだね．

学生：先生，t検定ってなんですか？

教員：はい，疑問が出てきたら？

学生：まず自分で調べるんだった…ちょっとだけ授業で習った気がするなぁ…看護研究の教科書に載ってたかな…お！索引に載ってる．

教員：うんうん．

学生：教科書には，「対象の前後の連続量を比較する」って書いてある．教科書の例だと，講義による試験得点の変化を前後で比較してる！今回だ

●浮腫
通称，むくみと呼ばれ，皮膚の下にある皮下組織の部分に余分な水分がたまっている状態．多くの心不全患者の足に見られる症状．

●利尿剤
尿量を増加させる作用をもつ薬の総称．心不全の治療によく使われる．

と，介入前後で睡眠を比較してるから，教科書と同じだ！！

教員：そのとおりだね．t検定は，統計的仮説検定[*]（統計）の1つの手法に
あたる．ただ平均値を比べるんじゃなくて，統計的仮説検定を用いるこ
とで，今回の患者さんだけじゃなくて，同じような他の患者さんにもあ
てはまるかどうかを証明できるんだよ（図1）．

学生：へ〜，先生が何度も強調していた，研究に必要な一般化！ってことで
すね．

教員：すばらしい！ そのとおり！ ここまでの話がきちんと理解できてるね．
またいろいろな検定が出てくるたびに，少しずつ勉強していこう．統計
に関してだけの専門書もたくさん出ているから参考にするといいよ．よ
し，結果にいこう．

学生：『主観的指標では，8人中7人が睡眠の質が改善し，入眠にかかる時間
が介入前に比べ，後で有意に短くなった（p=.038）．しかし客観的指標
として睡眠時間や睡眠の質に有意な差はなかった（p=.589）．』

教員：ここでは"有意"という言葉にチェックかな．有意，という単語が
出てきたら，必ずそれは統計的検定を用いていますよ，ということを示
しているんだ．よく学生さんが"優位"と漢字を間違えることがあるか
ら気をつけてね．この単語の意味がわかっていれば漢字も間違えなくな
ると思う．

●統計的仮説検定
ある研究の結果（標本）を他の場合（母集団）でもあてはめることができるか，仮説に基づき，統計学を用いて推定すること．

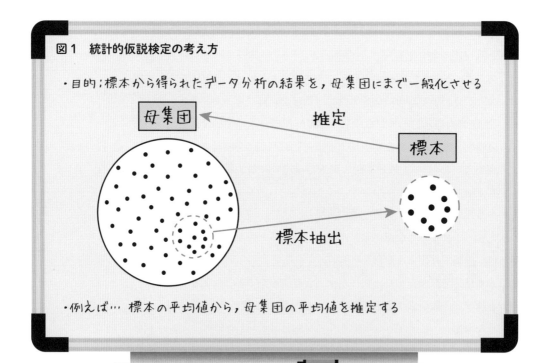

図1　統計的仮説検定の考え方

・目的；標本から得られたデータ分析の結果を，母集団にまで一般化させる

母集団　　推定　　標本

標本抽出

・例えば… 標本の平均値から，母集団の平均値を推定する

学生： 漢字の意味…ですか？

教員： "有意＝意味が有る" ということ．もう少し踏み込んで言えば，今回の結果だけじゃなくて，他の集団にも応用できる可能性のある，"意味のある差" があったことが，統計を用いることで証明できましたよ，ということを，"有意" の一言で表しているんだ．

学生： なるほど，この論文の場合，どちらの結果も統計的検定で分析した結果ということですね．

教員： 文章の後についているp値*も統計には必ず出てくるけど，これはわかる？

学生： あーーー…，これもなんか授業でちょっと習った気がします！ ということは教科書に載ってるのかな．…どれどれ，おっ！あったあった．

P値（有意確率）とは，実際にデータから計算された検定統計量が偶然に起こる確率

教員： そうそう，p値のpは，probability ＝確率，の略だね．しっかり理解しようとすると，それだけで1日かかっちゃうから，今日は本当に統計的検定の基本的な考え方というところだけ説明しよう．

学生： はい．

教員： 統計的検定を考えるときは，まず，自分が証明したい仮説を否定する仮説を立てるんだ．この研究の場合だとどうなる？

学生： えっと…証明したいのは，介入前に比べて介入後のほうが入眠にかかる時間が短い．

教員： そうそう，それを否定するとなると？

学生： 介入前に比べて後のほうが…入眠にかかる時間が長い？

教員： そこの考え方がちょっと難しくて，差があることを証明したい．その証明したい仮説を否定する仮説となると，差がないことを仮説とするんだ．これを帰無仮説*と言うよ．ちなみに証明したい仮説は対立仮説と言うよ．

学生： まどろっこしいですね．

教員： この論文の研究だったら，もし介入前後で入眠にかかる時間に差がないとしたら，今回の結果はどのくらいの確率で起こるか，を統計的検定で分析する．

学生： あ！確率！ということは，p値がその確率ってことですか？

教員： そのとおり．この論文の研究だったら，介入前と後で差がないとしたら，今回の結果は，3.8％しか起こらない結果ですよ．というのがp=0.038の意味になるね．

学生： へ～なるほど，じゃあ，『客観的指標として睡眠時間や睡眠の質に有意

な差はなかった（p=.589）.』という部分は，介入前後で差がないとしたら，今回の結果が起こる確率は 58.9% ですよってことか.

教員：飲み込みがいいね！ そのとおり. そして，３％しか起こらないような稀なことが起こった，ということは差がないという仮説がそもそも間違っているのではないかと考える. つまり介入前に比べ後のほうが主観的な入眠にかかる時間が有意に短かった，と結論づけるわけだ. 仮説が間違ってる！ というのを専門用語で言えば，"帰無仮説を棄却する"という言い方になる. そして，棄却する基準はすべての研究でほとんど同じ基準が使われていて，5% 未満が指標になる. この基準を"有意水準*"というんだ（**図2**）.

学生：なんとなくはわかりました…でも難しい！

教員：難しいね！ でもいろいろな論文を読んで，たくさん見ていくうちにだんだんわかってくるからね. どの検定でも今の基本的な考え方は同じだから. １つ注意が必要なのはね，あくまでも本当に"意味のある差"なのか，っていうところ. この要旨だけ見ると，主観的な入眠にかかった時間は介入によって短くなったみたいだけど，どのくらい短くなったんだろうね？

学生：たしかに，要旨だけ読んでもわかりません.

教員：もっと詳しいことが知りたい！ と思ったら，本文を見てみようか.

●有意水準
統計的仮説検定において，帰無仮説を棄却する基準となる確率のこと.

図2　p値の考え方

・H0（帰無仮説）＝両群に差がない
・H1（対立仮説）＝両群に差がある

P値（有意確率）＝帰無仮説が正しいとしたら，今回の結果が起こる確率
有意水準＝どのくらいの確率なら，帰無仮説を棄却するかの基準

例

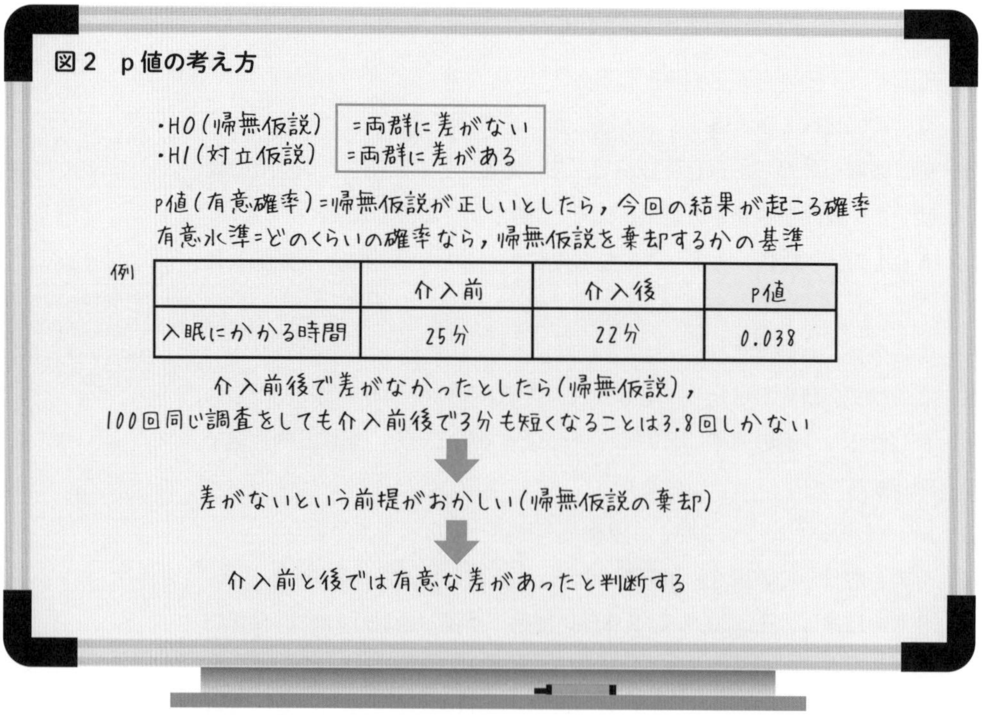

	介入前	介入後	P値
入眠にかかる時間	25分	22分	0.038

介入前後で差がなかったとしたら（帰無仮説），
100回同じ調査をしても介入前後で3分も短くなることは3.8回しかない
↓
差がないという前提がおかしい（帰無仮説の棄却）
↓
介入前と後では有意な差があったと判断する

学生：えっと結果の…あ！表が載ってました！ん？介入前が 25 分で，介入後が 22 分…3 分短くなったってことか！

教員：3 分短くなったっていうのが，意味のある差かどうかというところだよね．

学生：3 分か〜〜，大きな差には思えないけど，眠れない人にとったら 3 分でも早く眠れたらやっぱり意味があるのかなぁ．

教員：そう，この問には答えがない．研究者がその差をどう考えるかが問われる部分になる．p 値が 5 ％以下だったから有意！ じゃなくて，きちんと数値を見て，本当に意味のある差か考えることが，研究する人も，論文を読む人にとても大切なことになるね．統計的検定はあくまでも数学だから．

学生：そっかー奥が深い…！

教員：すっかり結果の説明で長くなっちゃったね，最後，じゃあ考察行こうか．

学生：はい．『今回の足浴プログラムは，主観的睡眠においては改善がみられたことから，一定の効果が得られたといえる．しかし，客観的には改善されていないことから，介入方法（タイミングや時間）や，その他の要因を検討する必要がある．』

教員：はい．考察では，①結果から言えることか，②目的に沿った考察か，といったところを考えながら読むといいね．

学生：今回だったら，目的は，背景のそこで〜から始まる部分で，足浴プログラムの評価ってことでしたね．目的にてらして読んでもふむふむって納得しながら読むことができます．

教員：目的に沿って筋が通っている論文は読みやすくて，目的からずれてると読みにくかったりするから，いろいろ読んでみて，わかりやすい論文を参考にするといいね．

学生：あ〜やっと要旨終わったのか！ 要旨を読むだけでもいろんなことがありますね〜〜．

教員：なんせ初めてのことだからね！ 1 つずつ確認しながら読むとどうしても時間がかかるから．焦らずにね．本文は 1 文ずつ読まずに，どんな項目があるかだけ，見ていくよ！

3．本文を読むポイント

教員：さて，今日の最後に本文を見てみようね．実際に読んできてみてっていうのは家での宿題にしようかと思うから，どこをおさえるかのポイントだけ確認していくよ．

学生：え！ これ1人で読むんですか！

教員：最初から全部を理解しないといけないわけじゃないから大丈夫！ とにかく読んでみて，わからないことがあれば自分なりに調べて，次のときに質問したりできるといいね.

学生：わかりました. とりあえず読んでみます.

教員：要旨を読みながら何度も本文を見たからよくわかったと思うけど，本文も要旨とほぼ同じ構造で書かれている. 背景（はじめに）→（目的）→方法→結果→考察→結論→謝辞→参考・引用文献といった章立てになっていることが多い.

学生：ふむふむ.

教員：方法と結果は事実が書かれている. 背景と考察は，先行研究を引用しながら著者の考えを述べている. 先行研究ですでに明らかになっていることなのか，この研究で明らかになったことなのか，著者が先行研究や結果を踏まえて考えたことなのか，このあたりがごっちゃにならないように気をつけて読む必要があるね.

学生：たしかに，背景と考察には [1] とか，引用文献の数字がたくさん書いてあります.

教員：そうそう. 引用の仕方や，引用文献の書き方も，論文によって1つひとつ決まった作法があるから，実際に論文を書く段階になったら，そういうことも勉強していこう.

学生：決まりが多いんですね…. 覚えきれるかな.

教員：みんなが共通したルールで書かないと，この論文には書いてあるけど，この論文には書いてないってことが起こっちゃう. そうなると確かな情報が得られないでしょう？ だから研究者みんなの知見を積み上げていくにはルールは必要なんだ.

学生：そうかぁ！ たしかにそうですね！

教員：さて，初学者のA子さんは，特に背景をまずしっかり読むといいよ. その研究に関連した先行研究に関する知識が得られるし，気になる論文があれば，引用文献を見て検索すれば新しい論文にも出会える！

学生：ネットで検索するだけが論文を探す方法ではないんですね.

教員：そうそう，いろいろな検索方法がある.

学生：論文を読んでいくときに，先生が気をつけてらっしゃることってありますか？

教員：そうだね，
背景を読むときは，その研究がなんで必要なのか？ を理解するように，方法は，もし自分がその研究をもう一度するとしたら同じように再現できるかな？ と思いながら読んでるかな.

結果は，図表をよく見てから本文を読むようにしてる．図表がしっかり書かれていると，どんな結果かだいたいわかるから．

考察は，要旨でも話したように，結果から言えることなのかな？ とか，もう一度，目的に立ち返って読むように気をつけてるかな．

どういう視点で読むといいかは，何の目的で読むかによっても変わってくる．まず読んでみるっていう段階と，文献研究で文献を整理していくために読むのでは，視点も変わってくるし．批判的に読むために必要な視点は，いろいろ参考書が出てるからそれを読んでみるといい．

学生：いろいろ読む視点があるんですね…．でもとりあえず，まず読んでみるところからですね！

教員：そうね！ まず今月は 1 週間に 1 つ，論文を読んでみて，それをゼミで紹介してもらおうかな！ ゼミでディスカッションして理解を深めていけるといいね．まず論文を 3 本，しっかり読むことを目標にしてみよう！人に説明できるくらいしっかり読み込むと，ずいぶん論文にも慣れてくるしね．テーマは，はじめは少し広めに設定したほうがいいんだけど…A 子さんが興味があるのは睡眠なんだっけ？

学生：はい，高齢者の睡眠に興味があります！

教員：OK，じゃあ高齢者の睡眠に関する論文を，週に 1 本ずつ 3 本読んでいこう！今日は盛りだくさんだったね，おつかれさま．

学生：ありがとうございました．

Lesson 3 のまとめ

●最初の1ページ（タイトルなどと，要旨）を丁寧に読むところから始めよう！

●まず，

$$
\left.\begin{array}{l}
\text{・タイトル} \\
\text{・著者名 / 所属} \\
\text{・発行年} \\
\text{・雑誌名}
\end{array}\right\} \text{を check!!!!}
$$

●次に要旨をしっかり読む

- ・背景→目的→方法→結果→考察（→結論）の順で書かれている
- ・研究の目的が書かれている部分にはマーカーしておく
  - →考察を読むときに，目的に沿っているか立ち戻って確認する
- ・わからない用語は必ずまず自分で調べる習慣を
- ・調べてわからないことはゼミで質問してみよう
- ・要旨を読んで疑問に思ったことから，本文を参照してみる

●本文は最初から完璧に読む必要なし

- ・初学者は，まず背景をしっかり読むことで知識を補充できる
- ・図表を見て結果の概要をつかもう

●統計的仮説検定

- ・統計的仮説検定とは，
  その研究の結果を，他の場合でもあてはめることができるか，統計学を用いて推定する
  標本 ────→ 母集団
- ・"有意"は，統計的仮説検定を用いたときに使われるキーワード
  ↳ "意味が有る" 結果である，ということ
  p 値 < 0.05 で有意（差があった，関連があった，など）とみなされる
  p 値だけでなく，生（raw）の数字が重要！

コラム　統計的仮説検定と付き合う心得

「統計（＝統計的仮説検定のこと）が苦手！」そんな声は，学生さんからよ～～～く聞きます．看護学は理系でも文系でもある学問だと思うので，数学や化学が割と得意な学生さん（割と少数派かも！？）と，数式を見ただけで拒否反応が出てくる学生さんとに分かれるようです．

　断言しましょう．論文を読むうえで，統計は避けては通れません！　多くの論文で統計が出てきます．ゼミで学生さんと接してきた経験上，統計から逃げ続ける学生さんは，論文を読むのが嫌になっていく印象があります．一方で，なんとか統計にくらいついた学生さんは，あるときから急にイキイキと論文を読んで紹介してくれるようになります．この違いは，統計が全くわからないと，いつまでたっても論文がわからないままだからではないかと思うのです．逆に，統計が少しでもわかってくると，論文に書かれている意味が理解できるようになってきて，自分の成長が感じられるようです．

　「統計はどうやって勉強したらいいですか？」とよく質問されます．もちろん，しっかり統計の参考書を読み，統計学の数学的な部分を根本から理解する（特に理系が得意な学生さんにはオススメ），それが一番です．でも実際はなかなか難しいですよね．

　そこで，文献研究をする学生さんにオススメの方法です．まずは本屋さんで１冊だけでいいので，自分にとって１番読みやすいと思う統計の参考書を買ってみましょう（図書館で借りると，書き込みができないし返却もしないといけないので，お金が許す範囲で中古でもいいので買うのがオススメです）．買ったら，まず具体的な検定（ｔ検定など）の説明に入る前の部分までは，なんとか頑張って読んでおきましょう．そして，論文に出てきた統計のうち１つ，一番簡単そうな統計でいいので，その都度，参考書の該当ページ開いて少し読んでみる．最初はわけがわからなくても，わからないなりに何度も論文で見かけているうちに，「あれ，これ見たことあるぞ？　前も出てきたぞ？」そんな繰り返しの中で，だんだん感覚的につかめるようになってきます．

　もう１つ，これも断言しましょう．統計は，すぐにはわかるようになりません．多くの学習がそうであるかもしれませんが，指数関数的な成長曲線を描くようです（私自身も統計に四苦八苦してきた（今もしている）ので実感があります）．

　がっぷり四つに組むだけが統計との向き合い方ではありません．いっきに理解しようとするあまり，ドツボにはまり，もう統計ムリ！　となってしまった学生さんもいました．とにかく少しでもかじり続ける，理解しようとすることをあきらめない，まずはそれだけで十分だと思います．少しでもかじっていれば，教員に質問もできるようになります．参考書を読んでよくわからないことは，どんどん質問して教員を活用していきましょう．

リサーチ
クエスチョン
を設定する

1．リサーチクエスチョンって大切！

教員：A子さん，こんにちは．

学生：今日もよろしくお願いします．

教員：さて，1ヵ月，3本の論文をじっくリ読んでみて，論文に慣れてきたかな？

学生：そうですね，論文がどんな感じっていうのは(笑)．でも読めば読むほど，よくわからないことも出てきて…．

教員：うんうん，それはとてもいい傾向だよ．何も疑問が起こらずにさらっと読んでしまうとあまり勉強にならないからね．ゼミの度に出てきた質問はどんどん聞いてね．さて！少し論文に慣れてきたところで，今日は改めて，卒業研究のテーマを考えてみようか．

学生：テーマは「心不全患者の睡眠」にしようかなと思ってます！

教員：心不全患者の睡眠の何が知りたい？

学生：え…，何って言われても…．

教員：睡眠の実態が知りたいのか，関連する要因が知りたいのか，それとも改善する方法が知りたいのか，患者さんがどう感じているのか知りたいのか，それによって調べる文献も変わってくるでしょう？

学生：そっか…「心不全患者の睡眠」っていうテーマでいいと思ってました．

教員：そうだね，テーマとしてはそれでいいよ．ただ，研究をするうえでは，そのテーマをもう少し洗練させて，"リサーチクエスチョン"という形に整理する必要があるんだ．

学生：リサーチクエスチョン…？

教員：リサーチクエスチョンは，日本語で言うと"研究疑問"．テーマを，より研究に即した形で疑問として整理したものがリサーチクエスチョンになる．

学生：似たような言葉でややこしいです．

教員：そうだね，例があったほうがわかリやすいかな．例えば，「心不全患者の睡眠」だと漠然としているけど，「心不全患者の睡眠に関連する要因は何か？」だと，卒業研究の結果，A子さんなりに「心不全患者の睡眠には〇〇と××と△△が関連していた」というふうに答えが出せるでしょう？

学生：なるほど….

教員：研究は，はじめに伝えたとおり，未知のものを明らかにすること．だから，卒業研究であっても，A子さんが文献を研究した結果，答えはこれだ！って何か明らかにしてほしい．せっかく文献研究をしても，テーマが曖

昧だと，テーマに対する A 子さんなりの答えが何かわからなくなってしまうからね．そのために漠然とした大きなテーマから，より洗練されたリサーチクエスチョンに絞り込んで整理することが必要不可欠なんだよ．

学生：たしかに，せっかく調べるんだから，自分なりにこうだ！ と思える方向性みたいなのが見つけられたらいいなと思います．

教員：文献研究に限らず，すべての研究においてそうなんだけど，リサーチクエスチョンがしっかり絞れていれば，研究の方法は自動的に決まってしまう．だから，いかにリサーチクエスチョンを絞り込むか，が研究の成功の鍵を握る！ といっても過言ではない．

学生：たしかに，大学のレポートでも，与えられたテーマが大きすぎると何書いていいかわからないことがありますけど，そういう感じですね．

教員：そうそう．それだけ重要だからこそ，今日 1 日で決められるものではないし，文献を読みながら，リサーチクエスチョンを整理し，また文献を読んで…，行ったり来たりしながら考えるのが重要だね！

2．まず書き出す

教員：ちなみに，A 子さんはどうして心不全患者の睡眠に興味をもったの？

学生：慢性期の実習で受け持たせていただいた患者さんが，慢性心不全の患者さんだったんです．

教員：どんな患者さんだったの？

学生：何度も心不全で入退院を繰り返されている 80 代の女性の患者さんです．私が受け持たせていただいたときにはだいぶ状態が安定していたので，酸素を吸っていたのと，内服で利尿剤のお薬を飲んでいて，付き添ってトイレまで一緒に歩けるような状態でした．

教員：ふむふむ．

学生：その患者さん，お昼間に病室に行くと，いつもだいたい寝てらっしゃるんです．それで聞いてみたら，夜眠れないっておっしゃったので，心不全の患者さんって夜眠りにくいのかな？ って疑問に思ったんです．

教員：なるほど．今話してくれている中で，リサーチクエスチョンに結びつきそうなことは書き出してみようか．

学生：あ！ そうか．「心不全の患者さんは夜眠りにくいのか？」ということですよね！疑問文だし，「心不全患者の睡眠」より疑問が明確になったように思います！

教員：まぁまぁそう焦らずに．もう少し A 子さんが実習中に考えたことの話を聞かせてもらえる？ 実際の実習ではその後，A 子さんはどうしたの？

学生：はい．もう少し患者さんの夜の睡眠のことが知りたいと思って，どうして眠れないんですか？ ってお聞きしたら，足がだるいのよっておっしゃったので，浮腫が原因かな？ と考えました．

教員：お，また疑問が出てきたね．

学生：あ，「心不全患者は浮腫が原因で眠れないのか？」ということですね．

教員：そうそう．書いておいてね．その後Ａ子さんはどうしたの？

学生：単純に足のむくみがマシになったら，少しでも眠りやすくなるかと思ったので，足の循環をよくするために足浴をしたら効果があるかな？ と考えて足浴を計画したんです．

教員：「足浴をしたら心不全患者の睡眠に効果があるかな？」ということもＡ子さんが実習で考えた疑問だね．

学生：そうです！

教員：それで，足浴はどんなふうに実施したの？

学生：患者さんの予定を聞いて，14時から40度のお湯で10分の足浴をしました．患者さんは気持ちいい！ っておっしゃってくださいましたが，その後，夕方に訪室するとぐっすり眠られてて，夜寝る前にしないと逆に昼間に眠くなってしまうのかな？ と思いました．

教員：1人の患者さんの事例でも，いろいろな疑問が出てきたよね．整理してみようか．

・心不全患者は不眠になりやすいのか？
・心不全患者の睡眠に浮腫は関係しているのか？
・心不全患者の睡眠改善に足浴は効果があるのか？
・心不全患者の睡眠改善を目的にした足浴は，
　いつの時間帯で実施すると最も効果があるのか？

学生：わー！こうして振り返って話してみると，いろいろ出てきますね．

教員：そうだね！ リサーチクエスチョンの源泉として，Burns[1]らは，①臨床実践，②研究者どうしの相互作用，③文献研究，④理論，⑤研究資金提供機関や特定のグループによって認められた研究の優先事項の5つをあげている．そして，自らのリサーチクエスチョンを洗練させるためにはそのうちの2つ以上を用いることが必要と言われているんだ．Ａ子さんの実習での実践の中から疑問がわいてきたから，①臨床実践と，②の研究者どうしの相互作用，この2つの源泉を用いて，リサーチクエスチョンを洗練させていっているという感じだね．

学生：やっぱり人に話すと自分1人で考えているより，いろいろなことを思い出しますし，視野も広がります．

教員：そうそう，どんな研究をするときも，そしてどの研究段階においても，ディスカッションしながら進めることがとても大切！ 間違ってるとか怖がらずに，どんどん話すようにしていくといいと思う！

学生：あと先生，文献研究もリサーチクエスチョンの源泉になるんですね….私の文献研究も誰かの源泉になるのかも！！って思うと，ちょっとやる気が出てきました．

教員：もちろん！ Ａ子さんの文献研究が次に研究をしていく人の糧になっていくのよ〜！

3．整理する①：レベルに分ける

教員：さて，ここからはさっき洗い出した疑問を整理していくよ．今日一緒に勉強する整理の方法は主に２つ．まず１つ目は，研究疑問のレベルに従って分ける方法．もう１つは，PICO/PECO といわれる式にあてはめて整理する方法．どちらも簡単な方法だけど，両方の視点で整理すると理解が深まると思う．

学生：PICO と PECO は研究法の授業で習った気がします！

教員：そうかそうか，研究を進めるうえで必ず出てくるキーワードになるからね．じゃあ，まず書き出した疑問を１つ目の方法で整理してみようか．

学生：はい．

教員：まず，研究のレベルで分けるとどのレベルになるか考えてみよう．３つに分けたり４つに分けたり，複数の考え方があるけれど，今回は４つに分類する方法で整理してみよう．研究の疑問は，①それは何か，②どのように起こっているか，③それらに関連はあるか，④介入は効果があるか，という４つのレベルに分けられる．出てきた疑問をこれらに分類して整理してみるとどうなる？

学生：①のそれは何か，ってどういう意味ですか？

教員：うん，少し抽象的でわかりにくいね．今まで誰も気づかなかった出来事や現象に着目し，それが何なのかを明らかにして名前をつけるという研究のことを指すよ．

学生：うーん，未確認の新しい昆虫を発見して，○○虫って名前をつけるみたいな感じかな？ ということは，今回あげた疑問にはあてはまらないか….

教員：そうそう．

学生：まず，「心不全患者は不眠になりやすいのか？」というのは，②のどのように起こっているか，というレベルになるでしょうか．

教員：そのとおりだね．何％くらいの人が不眠に悩んでいるのかや，どのくらい心不全が悪化していると不眠が起こりやすいのか，とか心不全患者の中でも性別や年齢で不眠になりやすさが異なるか，とか，いろいろな切り口でその特徴を明らかにすることで，この問への答えが導き出せるね．

学生：そっか，不眠になりやすいのか？ っていう疑問も，まだ漠然としてて，もっと細かく考える必要があるってことですね．

教員：すばらしい，そのとおり．さて，他の３つはどうでしょう？

学生：他の３つはわかりやすいです！「心不全患者の睡眠に浮腫は関係しているか？」は，③のそれらに関連はあるか，というレベルの問いですね．

教員：OK．ちなみに，実習で関連図を書いたでしょう．浮腫以外に不眠に関係してそうなことはなかった？

学生：あ，そうですね…えーっと，利尿薬を飲んでて夜トイレに行きたくなるとか，そもそも昼寝しすぎてるから夜眠れないのかなと思ったり…，あと，やっぱり入退院を繰り返すたびに心不全が悪くなってきているので，今後の不安とかもあるかなって考えたりもしました．

教員：そうだね，浮腫以外にも関係しそうなことはたくさんある．今，Ａ子さんが考えただけでも，薬，夜間のトイレ，昼寝，不安，と関係がある可能性が考えられた．こういったことも文献研究の対象になるかもしれないね．

学生：なるほど，複数の側面から見ないと実態がわからないですものね．家に帰ったら実習のときに書いた関連図を見返してみよう！

教員：それはいい考え！ 他にも関係ある要因があったかもしれないしね．さて，あとの２つの問いはどう？

学生：「心不全患者の睡眠に足浴は効果があるのか？」と「いつするのが効果的か？」は，④の介入は効果があるか，になりますね．

教員：そうね．介入も足浴だけでなくて，他の介入方法もあるかもしれないし，足浴に絞って考えても，Ａ子さんが着目した“何時に”というだけでなく，何度のお湯で，何分間とか，もっと細かく文献を調べて最良の方法を導き出すというのも，１つの文献研究として成立すると思うよ．

学生：書き出した問いから，もっと細かく考えていくことで，的が絞れてくるということですね！

教員：そのとおり．自分が今，どのレベルの問いに取り組もうとしているのか，そしてその問いの中で考えられることはどんなことがあるのか，考えて，ひととおり書き出したうえで，そこから的を絞る．そして文献を調べてみる．また文献を読んでわかったことから考え，また絞る．その繰り返しの作業がとても重要なのよ．

リサーチクエスチョンを立てる（A子さんの場合）
その問いがどのレベルの問いか考えてみよう

・心不全患者は不眠になりやすいのか？→②
・心不全患者の睡眠に浮腫は関係しているのか？→③
・心不全患者の睡眠改善に足浴は効果があるのか？→④
・心不全患者の睡眠改善を目的にした足浴は，
　いつの時間帯で実施すると最も効果があるのか？→④

４．整理する②：PICO/PECO

教員： さて，２つ目の方法，PICO/PECO でも整理してみようか．

学生： はい！

教員： さっきのようにレベルで分けて考えても，まだ研究をするには疑問が漠然としすぎてるっていうのは，さっき話したからなんとなくわかったよね．

学生： 足浴１つとっても，看護計画を立てるときに，先生や病院の指導者さ

表1　PICO（ピコ）とPECO（ペコ）

P：対象者（Patients, Population）	研究対象を誰にするか
I：介入（Intervention） / E：曝露要因（Exposure）	Pに対して，Oの改善を目的にする介入 Pにおいて，Oの発生に関連する要因
C：比較対照（Comparison）	Oを何と比較するか
O：アウトカム（Outcome）	IやEに影響を受ける結果

んに口を酸っぱく，"具体的に！！！"と言われてきましたが，研究も
それと同じなんだなぁと思いました.

教員：そうそう，そのとおりだね. 漠然とした疑問を，４つの要素を使って，
より具体的なリサーチクエスチョンに形式化するんだ. その４つの要素の
頭文字をとって PICO（ピコ）とか PECO（ペコ）と呼ぶよ（**表1**）.

学生：ピコペコだと覚えやすい.

教員：少し具体的に説明すると，「女子大生にハンドマッサージをしたら，気
分が良くなるか」って研究があったとする. Ｐは対象者だから女子大生.
Ｉは介入だから，この場合はハンドマッサージ. Ｃは比較対照だから，マッ
サージをしない場合. Ｏはアウトカムで，わかりやすく言えば一番注目
してる結果のこと. この場合，Ｏは気分になる.

学生：なるほど，先生の今の説明はよくわかりました.

教員：じゃあさっそく，Ａ子さんのの問いを PICO/PECO にあてはめて考えて
みようか.

学生：えっと…どの問いもＰは対象者…，心不全患者さんですよね.

教員：そう，ただそれも，すべての心不全患者さんと考えると対象が広くなり
すぎてしまう場合があるから，もう少し対象を絞りたいとなったらどう
だろう？

学生：うーん，重症の心不全患者さんとか？

教員：よし，じゃあ重症の定義はどうなる？

学生：えーーーわかりません….

教員：心不全がよくなったとか悪くなったとかを判断する指標って何があるかな？

学生：わー実習のときに勉強したのにだいぶ忘れちゃったなぁ….

教員：今調べてもいいよ.

学生：えっと…あ！ BNP（ヒト脳性ナトリウム利尿ペプチド）* とかで，
BNP100 以上の患者さんとか基準を決めたらいいのか.

● BNP
心不全の指標とな
るホルモン.

教員：そう！！ ただその基準も適当に決めずに，重症心不全患者を対象にし
た先行研究でこういう基準で対象者を絞っていたから，とか，日本循環
器学会のガイドラインの基準がこうだから，とか，そんなふうに根拠を
もって決める必要があるんだ.

学生：ここでも先行研究を読むことが求められるんですね！

教員：研究は，先人たちが築いてきた結果の上にしか成り立たないからね.
これはどうしようかな？ と思ったとき，困ったときは，
先行研究を探す！ これ研究の鉄則だね.

学生：はーい. じゃあＰは例えばですけど，BNP100 以上の心不全患者，と
なるわけですね.

教員：他にも 65 歳以上の高齢者の心不全患者，といったふうに絞ることもで

きる．ただ，文献研究のときは，最初から対象を絞りすぎるのはとても
危険なので，はじめは広く文献検索をしたほうがいいね．

学生：なるほど．

教員：じゃあ続いて PICO/PECO で整理してみようか．

学生：3 つ目の「心不全患者の睡眠改善に足浴は効果があるか？」は整理でき
る気がします．P は，心不全患者を対象に，I 介入である足浴を行ったら，
O（アウトカム）は結果だから…睡眠は改善するかですね！あれ，3 つ
しかない，1 つ抜けたな…．

教員：C の比較対照が抜けたね．何と比べて睡眠が改善したかをみる？

学生：あそっか．介入をしない場合と比べるから，C は足浴をしない場合って
ことになるんですね！

教員：OK！ O のアウトカムの設定もとても大切で，睡眠が改善したかどう
かって何で判断できるかな？

学生：患者さん本人が眠れたかどうか，アンケートを取ってみるとか？

教員：それも 1 つだね！研究的な言葉に直すと，主観的睡眠，となる．他には？

学生：んー…夜中にトイレに行った回数とか？ 睡眠時間が何時間眠れたと
か？

教員：そうそう，そんなふうに何で評価するか，というところまで具体的に考
えると，よりリサーチクエスチョンが洗練されてくる．ただし！P と
同じで文献研究の段階では絞り込みすぎは NG！ 特に A 子さんのよう
にはじめて研究をする場合は，どんなアウトカムを用いて睡眠を評価し
ているかを，先行研究から幅広く知ることもとても大切だね．それにも
しかしたら，寝つきにかかる時間は短くなったけど，全体の睡眠時間は
足浴をしても変わらなかったとか，アウトカムによって効果が変わって
くるかもしれないし，そういった目線で文献をまとめてみるのもおもし
ろいかもしれない．

学生：えっと…少し混乱してしまって…．リサーチクエスチョンは絞らないと
いけないけど，文献研究では絞りすぎてはいけないってことですか？

教員：最終的にはもちろん文献研究においてもリサーチクエスチョンを絞ると
いうのはとても大切なんだよ．でも，最初の段階では，PICO/PECO は
あくまでも考えを整理するためのツールとして使ったり，読んだ文献を
整理して考えるときに使ったりして，いろいろな文献を読む中で，徐々
に絞って行ったほうがいい．

学生：なるほど．繰り返しリサーチクエスチョンについては考えていくべきと
いうことですね．

教員：そのとおり．じゃあ話を戻して，もう一度「心不全患者の睡眠改善に足
浴は効果があるか？」を，"P に I をした場合，C と比較して，O は異

なるか？"という PICO の形の文章で言い換えると？

学生：「P 心不全患者に，I 足浴をした場合，C 足浴をしない場合と比べて，O 睡眠は改善するか？」となるわけですね！

教員：OK 〜！ すばらしい！ 良いリサーチクエスチョンは，一文で端的に，でも具体的にどんな研究かイメージできる．じゃああと他の問いも考えてみようか．

学生：4 つ目の問い「心不全患者の睡眠改善を目的に足浴は，いつの時間帯で実施するのが一番効果があるか？」は，「P 心不全患者に，I 寝る前に足浴をした場合と，C 昼に足浴した場合と比べて，O 睡眠はどちらのほうがいいか？」となりますか？

教員：よし！ いいね．これも例えば足浴による介入に焦点をあてて文献研究をしたら，I 昼と C 夜を比べている研究もあれば，I 寝る 10 分前と，C30 分前を比べている研究もあるかもしれない．複数の文献を比較することで，最適な時間がわかるかもしれないね！

学生：ふむふむ．よくわかります．

教員：では残り 2 つの問いも考えてみよう．

学生：2 つ目はわかります！「心不全患者の睡眠に浮腫は関係しているか？」は，「P 心不全患者において，E 浮腫がある場合と，C ない場合で，O 睡眠が異なるか？」ですね！

表2　リサーチクエスチョンを立てる（A 子さんの場合）：PICO/PECO に分けて整理してみよう！

	心不全患者は不眠になりやすい？	心不全患者の睡眠に浮腫は関係している？	心不全患者の睡眠に足浴は効果がある？	心不全患者の睡眠改善のために足浴はいつすればいい？
P	心不全患者			
I / E	（例）重度心不全患者	浮腫がある患者	足浴をした患者	昼に足浴を実施した患者
C	軽度心不全患者	浮腫がない患者	足浴なしの患者	寝る前に足浴を実施した患者
O	睡眠に関係するアウトカム（睡眠時間，睡眠の質，寝つきにかかる時間など）			

教員：OK！

学生：最後に残った1つ目の問いがどう考えたらいいかわからなくて…「心不全患者は不眠になりやすいのか？」はどうなりますか？

教員：じゃあ考えやすいように，問いのレベルで分けたものとPICO/PECOでつないで考えてみよう．③関連はあるか，のレベルの問いはPECOで，④介入は効果があるかのレベルの問いはPICOで考えると整理できたね．そして，この問いは，何のレベルの問いだったっけ？

学生：②のどのように起こっているか，です．

教員：そう！②を整理して考えるときは，PECOにあてはめて整理するとわかりやすい．
例えば，Pを高齢者に設定してみて，「P高齢者のうち，E心不全がある患者と，Cない患者を比べて，O睡眠の違いはあるか？」と問いを立てることもできるし，Pを心不全患者に絞って，「P心不全患者のうち，E重症心不全患者と，C軽度心不全患者を比べると，O睡眠に違いはあるか？」と問いを立てることもできる（表2）．

学生：なるほど，結局，何かと比較しないといいのか悪いのかわからないですものね．先生，質問なんですけど，研究の問いのレベルのうち，①それは何か，のレベルの問いはPICOとPECOどちらで考えたらいいですか？

教員：いい質問だね．①それは何か，という問いは，PICOとかPECO以前に，

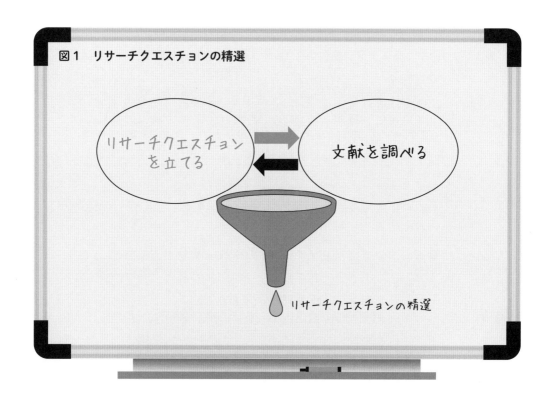

図1　リサーチクエスチョンの精選

現象そのものを問う疑問なので，どちらでも整理できないんだよ.

学生：①のレベルの問いは考え方が違うんですね.

教員：さて，これで，リサーチクエスチョンをどう整理するかの考え方はわかった？

学生：はい，今日のゼミをとおして，自分がどんなことに疑問をもっていて，それがリサーチクエスチョンとしてどう整理できるのかはよくわかりました！

教員：ただし，何度も伝えているように，最初から絞るのではなく，まずは今ある大きなテーマ「心不全患者の睡眠」というところで文献をいくつか読む．読んでいくうちに，どのレベルの問いに一番焦点をおいて調べたいかが徐々に明確になってくると思うんだ．それから，読んだ論文をPICO/PECO で，どんな先行研究が多くて，どんな結果が言われているのかを整理して，そこからもう一度リサーチクエスチョンについて考えて，文献を調べる．文献検索とリサーチクエスチョンを行ったり来たりしながら考えを深めることがとても大切だと思う（**図1**）.

学生：わかりました．文献を読みながら，心不全患者の睡眠そのものに興味があるのか，介入方法に興味があるのか，足浴にテーマを絞るのか，などいろいろ考えてみようと思います.

教員：きっとこれまでと論文を読むときの視点も変わってくると思うから，頭の片隅に，「どのレベルの問いかな？」「PICO/PECO であてはめるとどうなるかな？」と考えて読んでみて.

学生：はい！ありがとうございました！

引用文献

1) Suzan K, 他（黒田裕子, 他監訳）：バーンズ＆グローブ 看護研究入門 第7版. エルゼビア・ジャパン, 2015.

Lesson 4 のまとめ

●研究テーマを，"リサーチクエスチョン"として絞り込んで整理する

　　　　　　　↳ 研究の成功の鍵を握る！！！！

●まず，書き出す

　　研究テーマにまつわるエピソードや，考えたことなどから，疑問に思ったことを書き出す

　　　※一人で考えこまず，どんどん話しながら考えていこう

●次に，リサーチクエスチョンとして整理する

　　1）研究のどのレベルにあたる問いか

　　①それは何か

　　②どのように起こっているか

　　③それらに関連はあるか

　　④介入に効果はあるか

　　2）PICO/PECO に形式化する

　　P：対象者

　　I：介入 / E：曝露要因

　　C：比較対象

　　O：アウトカム

●リサーチクエスチョンの整理 ⇄ 文献検索して読む

　　繰り返しながら，リサーチクエスチョンを精選していく

Lesson 5

文献を
検索する

1．系統的に検索する

教員：さて A 子さん，そろそろゼミが始まって 2 ヵ月がたって，週 1 本論文
　　　を読む！ というのも慣れてきたかな？

学生：はい！ とりあえず自分なりに検索して，興味のある論文を 5 本読んで
　　　みることができました．

教員：よしよし．これまでの A 子さんは "探索的" に，まぁ言い換えると，
　　　なんとなく，論文を検索してきたわけなんだけど，これから少し "系
　　　統的" に検索していこう．

学生：探索的と系統的…？

教員：どの研究でも同じなんだけれども，研究というのは，同じ手順をとれば
　　　誰もが同じ結果にたどりつけないといけない．文献研究でいえば，誰も
　　　が同じ手順を踏めば同じ文献にたどりつけないといけない，ということ
　　　になるね．もちろん，その文献から得られる考え（考察）は，人それぞ
　　　れ違ってくるけど．
　　　ちなみに A 子さん，これまで調べてゼミに持ってきてくれた 5 本の文
　　　献は，それぞれどうやって検索して出てきたか覚えてる？

学生：ぎぇ…！ えーっと…"睡眠" と "高齢者" でキーワードを入れたけど，
　　　なんかいっぱい出てきたから，他にも何個かキーワード足してみたりし
　　　て…最終的に何のキーワード入れたんだっけな（汗）．

教員：ふふふ，人間の記憶は曖昧なのでね！ A 子さんみたいになるのが普通
　　　だから安心して（笑）．誰が実施しても同じ結果が出せるように，どう
　　　いうキーワードで何を基準にして選んだか，曖昧にせず，意識的に考え
　　　て検索しよう！ というのが，系統的に…ということになるね．

学生：よくわかりました…！

教員：とはいえね，やっぱりいろんなキーワードを入れたり，条件を変えたり
　　　しながら検索していくからいちいち覚えられない！ では，どうするか！
　　　それは，とにかく検索手順を記録すること！ これにつきます．

学生：メモをとっておけば，いちいち覚えてなくても見返したらわかりますも
　　　んね！

教員：前に，いざ論文を書く段階になってから初めてそのことを学生さんに伝
　　　えてしまって，学生さんを大変困らせてしまったので…反省して先に伝
　　　えることにしたの．さて，では何を記録しておいたらいいかな？

学生：えっと，何のキーワードで検索したか！

教員：そうそう．それ以外には，他の人が同じように検索しようと思ったら何
　　　が必要？

学生：あ，そうか，どのサイトでキーワードを検索したかとか？

教員：そうだね！Google で調べるのと，医中誌 Web で調べるのとでは，全く違った結果が出るからね. 何の検索エンジンで調べたかもとても重要. 他にも，以下のことは記録しておくようにしましょう！

① 検索した日付

② 検索エンジン

③ キーワードなど検索方法

（他にも絞り込み検索を用いたなどあれば，それも記録しておく）

④ なぜ，③のように検索したか

⑤ ③で検索時にヒットした文献の件数と種類

教員：②と③はさっき A 子さんが言ってくれたことよね. 他はなぜ必要かわかる？

学生：①の検索した日付は…，いつ検索したかによって，検索結果が変わってくるからです！

教員：そうそう. ③と④はもう少し後で詳しく説明するとして. ⑤がなぜ必要かは，最終的に，文献研究の方法はどんなことを書く必要があるか，を知っておくと理解できる. 文献研究の方法に何が書いてあるか，いくつ

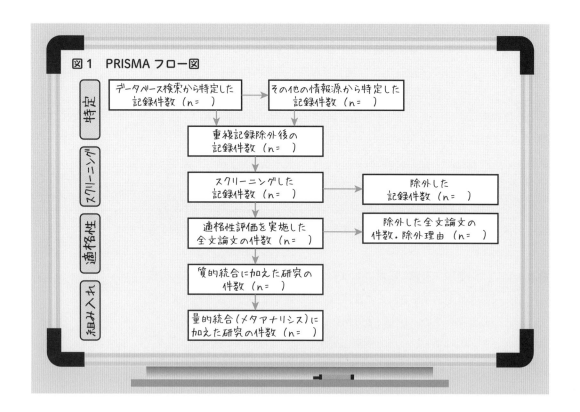

図1　PRISMA フロー図

か目をとおしておくといいね.

学生：今まで原著論文を中心に読んでいたので，文献研究も見てみたいと思います！

教員：あと，システマティックレビュー（系統的レビュー）[*]を書くときの決まりごとが，PRISMA声明[*]："the Preferred Reporting Items for Systematic Reviews and Meta-analyses Statement"（http://www.prisma-statement.org/）として発表されているんだ．その中に，どうやって文献を選んだかフローチャートの書き方が載っているよ（**図1**）.

学生：はー…こんなにきちっと論文に書かないといけないんですか．たしかに，そのためには⑤も記録しておかないといけませんか.

教員：もちろん卒業論文としては，ここまで書かなくても大丈夫なんだけど，文献研究の質向上のために発表されている世界共通の声明なので，知っておくことはとても重要.

学生：世界で共通の基準が設けられているんですね.

教員：こういった文献選定に関するフローチャート以外にも，PRISMA声明には論文に記載すべき事項のチェックリストも載っているから，参考になると思うので，ぜひ一度見てみて．ネットで検索すると，日本語版のPRISMAチェックリストがすぐに見つかると思う.

学生：はい！

教員：あと，検索の記録をつけておくことは，論文を書くためだけではなくて，前に何の検索をかけたか振り返ったり，次はこういうふうに調べてみよう，というふうに考える材料にもなる.

学生：さっそく記録をつける帳簿を作ってみようと思います！！

●システマティックレビュー（系統的レビュー）
レビュー（文献研究）の中でも，PICO/PECOで形式化した課題に対して，系統的に文献を収集し，一定の基準と方法に基づいてまとめたもの．研究成果の情報源として最良のものと考えられている.

● PRISMA声明
国際研究グループによって，システマティックレビューの質向上のために2009年に公表された国際的指針.

2．キーワードを用いた文献検索

教員：さて，検索をするときに記録をつける重要性を知ったところで，実際にどうやって検索するかというところなんだけれども，そこのところは，もっと詳しい本がいろいろあるので，それを参考にしてくださいね.

学生：えーーー！そんな…（涙）

教員：ははは（笑）.とさすがにそれではA子さん困ってしまうと思うので，まぁ少しだけ，どの本にも必ず書いてある，検索方法の基本のキはおさえておこうかな．今A子さんどうやって検索してる？

学生：キーワード3つくらいを，スペースをあけて並べて検索してます.

教員：そうそう，それがまず基本だよね．例えばAとBのキーワードで検索するとすれば，スペースを入れて並べて検索すると，自動的にAかつB

（= A × B）という検索式になって結果が出てきてることになる．これはOK？

学生：はい，それは普段のネットでの検索でするのと同じなので！

教員：他にも2つほど知っておくとよい検索式がある．まず，キーワードに関連する文献をもう少し広げて検索したいとき．"A OR B"（A ＋ B）と入力すると，AとBのどちらのキーワードを含む結果が検索できる．もう1つは，"A NOT B"（A － B）という検索式．これは逆に対象範囲を絞るときに有効．図にするとこのような形になる（**図2**）．

学生：いろいろな検索式があるんですね．

教員：ただ，A NOT Bの式は不用意に用いると，重要な文献が除外されてしまったりするので初学者はあまり使わないほうがいいかな．あとは絞り込み検索がわかっていれば，まずはOK．絞り込み検索は使ったことある？

学生：先生が最初はあまり絞りすぎないほうがいいとおっしゃってたので，まだ使ってませんが，キーワード入れるところの下にチェック欄が出てきますね．

教員：そうそう．チェックを入れる以外にも，もっと細かく条件を指定できる．よく使うのは，論文の種類と発行年かな．原著論文にだけ絞って検索するとか，直近5年だけの最新の論文だけを検索したいときに使えるね．でも，A子さんがまずしてくれているとおり，最初から絞りすぎ

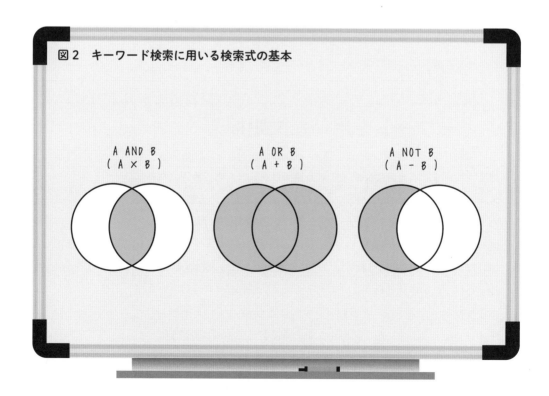

図2　キーワード検索に用いる検索式の基本

A AND B
(A × B)

A OR B
(A ＋ B)

A NOT B
(A － B)

ないことはとても重要です！

学生：じゃあまぁ結局のところ，今みたいにキーワードを入れてみて検索して，という地道な方法しかないってことですね．

教員：そうなりますね！ ただ，**検索の成否は，キーワードで決まる！** といっても過言ではないの．Ａ子さんはこの２ヵ月間，検索してみて困ったこととかある？

学生：先生！正直困ったことだらけです！！！！ ていうか，全然よくわからないので，全部これでいいのかな？ って思います．

教員：ふんふん．そうよね，それで．どんなことで困った？

学生：まず，「睡眠」AND「高齢者」で検索をかけると，結果が膨大すぎて．それで「心不全」とか「足浴」と「看護」とか入れてみたら，今度は逆に全然論文が出てこなくって．そのあたりのさじ加減をどうしたものかと思って困ってます．でもそもそも文献研究に用いる文献って何本くらいが妥当なの？ とか，どこまで調べたら終わり？ とか，わからないことだらけです．

教員：ふふふ，いい調子だねＡ子さん．自分で検索してみて初めて，これはどうしたらいいんだろう？ っていう疑問にぶつかるから，それがとても大事だからね．

完全に，このときはこうします！ みたいな答えがあるわけではないけれど，こういうときはこうするといいかも…ということは伝えられるかな．１つずつ考えていこう．

教員：検索でヒットする論文が多すぎるとき．これはやはりキーワードを足す，もしくは検索条件を絞る，ということが必要になってくる．Ａ子さんは何のキーワードを足すかはどうやって考えた？

学生：思いつく限り書き出してみました．

教員：それも１つの方法だね．

他にも，まずはどんなときも**困ったら研究テーマに戻る！** これ鉄則．PICO/PECO で整理したときに含まれるキーワードは最も大切になってくる．

学生：前に先生と一緒に整理したリサーチクエスチョンですね．

教員：次に，**先行研究で使われているキーワードを用いる**こと．この論文は自分の研究したいことに近いな！ と思うような論文はあった？

学生：〇〇先生の心不全患者に対する足浴の効果を見た論文が，私が調べたいと思ってることにぴったりでした！

教員：これからいろいろな論文を見ていくと思うけど，そういう論文はこれから何度も読み返したり，参考にするキー論文になる可能性が高いので，

わかるようにマークをつけておくといいよ. いかに自分のテーマ
に合ったキー論文を見つけられるか, これも文献研究に限ら
ず, 研究の成否を握る大きなカギになってくるね.

学生： 先生, キー論文で使われているキーワードを使うっていうのは, タイト
ルに入ってる単語とかってことですか?

教員： もちろんそれもOK. もしくは, 論文の1ページ目に多くの場合, キーワー
ドを載せているので, それを参考にするといいよ.

学生： あ, そのためにキーワードって載ってるのか! スルーしてましたが見
てみます.

教員： 次に検索でヒットする論文が少なすぎるとき.

学生： 先生, それが一番困ってるんです. 「心不全」「睡眠」「足浴」でキーワー
ドを入れると, 0件になってしまうんですよね….

教員： そうだね, まず, なぜ足浴をキーワードに入れようと思ったんだっけ?

学生： そもそも, 患者さんが足がだるくて眠れないっておっしゃってたところ
から, 浮腫を改善するには足浴! って思って, 足浴をキーワードに入
れようと思いました.

教員： A子さんは浮腫を改善させるために, 足浴, と考えたわけで, そもそも
心不全患者の浮腫に対して足浴の効果は? というところで研究成果を
見てみようと考えると, 「心不全」「浮腫」「足浴」とキーワードを変え
てみることもできるね.

学生： なぜそのキーワードを入れようと思ったか, もう少し丁寧に考えてみ
るっていうことですね.

教員： そうそう. 少なすぎるときはキーワードの見直し, これに尽きる.
どうやって見直すか, の1つの方法として, テーマをさかのぼって考
えてみる, つまり結局のところリサーチクエスチョン PICO/PECO に
立ち戻って考える, ということになるね.

学生： それほどリサーチクエスチョンってやっぱり大切なんですね.

教員： あとは, 似た意味の単語に入れ替えてみる. 例えば, 「気分」と検索し
ていたら全然ヒットしなかったけれども, それを「感情」とすればもっ
と幅広く検索できたり, 「不安」や「うつ」といった具体的な単語に入
れ替えることで, 自分の知りたい文献にアクセスできたりするんだ.

学生： こういうのも, 自分の思いつきでいろいろ入れてみるのはあんまりよく
ないんですか?

教員： 実際のところはいろいろ入れ替えて検索結果を見てみる, ということに
なるけど, 原則, 困ったときに参考にするのは先行文献, ということに
なるね. 先行研究でよく使われている単語で検索してみるとよいよ. あ
と, キーワードとして「気分」を入れているような場合は, リサーチク

エスチョンが曖昧なのがそもそもの原因．検索しながらリサーチクエスチョンに立ち返ってもう一度整理する，という作業もとても重要だと思う．

学生：なるほど….

教員：まとめると，検索結果が多すぎても少なすぎても，キーワードの見直し！という点では同じで，そのときにリサーチクエスチョンに戻る，そして，先行文献を参考にする，これが大原則になると思う．あとは，はじめにも話したとおり，検索したキーワード，なぜそのキーワードを選んだかの自分なりの思考過程を記録しておいて，ゼミのときに教員に相談する！「漠然とどうやって検索したらいいかわかりません」と質問されるのと，「こんなふうに考えてこうしてみたんだけど，ここで困ってます」という質問では答えられる内容も変わってくるのでね．

学生：そういうためにも，記録しておくことって大切ですね．適当にキーワード入れ替えちゃったりするので，今度から意識的に気をつけて検索してみます！

3．キーワード検索以外で文献を見つける方法

教員：最後に，キーワード検索以外で文献を見つける方法について話しておこう．実はこれが一番大事なんじゃないかな．
まず1つ目は，論文に引用されている文献を参考にすること！ A子さん今まで論文を読んできて，なるほど！と思った部分とかあった？

学生：はい！ いっぱいあります！

教員：例えばどんなことがあったか思い出せる？

学生：んー…例えば，背景に，心不全患者の睡眠を妨げる要因があげられていて，なるほど〜と思いながら読んでました．

教員：そうそう．そういうなるほど，と思ったり，参考になるな，と思ったところの引用文献をさらに調べて読む！ それも1つの重要な手がかりになる．

学生：調べた文献の引用文献をさらに芋づる式に調べていくってことですね．でも1個の論文に20本とか30本とか引用されてるの全部探してたら日がくれてしまいそう….

教員：もちろん全部！ ではなく，これは自分の研究に関連がある！ とか重要そう！ みたいな文献だけで十分！ 論文を読みながら，後で調べてみようと思う引用文献に関しては，一番後ろの引用文献一覧のところにマークをつけておくと後ですぐに調べられるよ．

学生： さっそく今手元にある論文をそういう視点で読み直してみます.

教員： 一番効率がいいのが，自分の研究に近い，いい総説や解説を見つけることだね. そこに引用されている文献は，めちゃくちゃ貴重な情報源になる.

学生： わ〜そっか…原著論文だけ読んでても，1個1個のことしかわからなくて，研究テーマの全体が見えない感じがするのはそのせいですね.

教員： 他にも，文献を集めていくと，あれ？ この著者また出てきたな，とか，この雑誌よく見るな，といったことが出てくるので，そういうのは要注意！ 著者や雑誌で検索してみるというのも1つの有益な方法だね.
こんなふうに検索する，といってもいろいろな方法がある. でも結局は細かいことを気にせず，「検索してみる→検索方法を記録する→論文を読んでみる→気になる引用文献を拾う」 この繰り返ししかないの.

学生： はぁ〜なんか気が遠くなりそう….

教員： そう，文献検索って実は終わりがない. 世の中の全部の文献を調べるなんてことは不可能に近いからね. だからこそ記録をつけて，自分はどういう方法でどこまでは調べた，逆に言うとそれ以上は調べられてない，という自覚が文献研究を書くうえでも大切になると思うな. ま，でも経験あるのみ！ とにかく今日伝えたいろいろな検索方法やキーワードの選定を試してみて！

学生： はーい，やってみます！！

Lesson 5 のまとめ

●検索手順を必ず記録しておく

　　①検索した日付

　　②検索エンジン

　　③キーワードなど検索方法

　　④なぜ③のように検索したか

　　⑤③で検索時にヒットした文献の件数と種類

●検索の命！キーワード

　　・最初から絞り込みすぎない

　　・検索に困ったら？

　　　　→リサーチクエスチョンに戻る：PICO/PECO の整理

　　　　→先行研究を参考にキーワードを考える

●キーワード検索以外の論文の探し方

　　・読んだ論文の引用文献から芋づる式に探す

　　・テーマに合った総説 / 解説の引用文献を参考にする

　　・よく出てくる著者名，雑誌名などで検索してみる

文献を
整理する

1．文献の物理的な整理

教員： さて，A子さん，後期に入ってそろそろ文献もたくさん集まってきたね！

学生： 前に先生から習ったことを思い出しながら，自分なりに"系統的"に論文を検索して集めてみたつもりです！ でも先生，だんだん手元の論文が増えてきたのはいいんですが，多くなりすぎてどうやって整理したらいいのか困ってるんです!!! 先生は集めた論文をどうやって管理してるんですか？

教員： ふふふ，A子さんの文献研究もずいぶん進んできた証拠ですねぇ！ ちなみに今A子さんはどうしてるんですか？

学生： （どさ…．クリアファイルに無造作に入れられた紙の山）
私几帳面じゃなくって，こんな感じでとりあえずクリアファイルにため込んでるだけなんです．

教員： この論文が見たい！ ってなったときに，必要な論文がすぐ出せる？

学生： それが先生，もうこの紙の山をひっくり返して，えっちらおっちら探さないと出てこなくて，それで困ってるんですよ！

教員： それは困ってしまうね．必要な論文が必要なときにすぐに取り出せるというのは，文献研究に限らず必要なこと．文献を整理する方法は，大きく分けて①紙媒体と，②電子媒体で保存する方法と，③文献管理ソフト（EndNoteやReference Managerなど）を使う方法がある．③のソフトを用いた方法はいろいろな書籍が出てるから，それを参考にしてもらうとして，①と②のことだね．

学生： 先生のこの部屋の分厚いファイルって，全部論文ですよね？

教員： そうそう．やっぱりいくら電子媒体が発達しても，私は紙面が読みやすくて，ほとんどの論文はプリントアウトして，マーカーを引いたり，コメントを入れたりしながら読んでる．それで，テーマを決めて，例えば糖尿病の論文のファイル，睡眠の論文のファイル，といった具合に分けて，1論文ずつクリアポケットに入れてリングファイルに保管する形にしてるよ．多分10cmくらいの分厚いリングファイルだと50本くらい論文が入る．A子さんは今はとにかく心不全患者の睡眠をテーマにしてるから，それでファイルを1つ作って整理するといいかもね．

学生： 入れる順番とかって決めてるんですか？

教員： これはこれから文献研究をまとめていく段階にもかかわってくるんだけど，基本は発行年順に並べるようにしてるよ．

学生： てっきり辞書みたいに，著者のアルファベット順に並べたらいいのかと思ってました．

教員：研究というのは，一番はじめのゼミでも話したとおり，過去の研究成果に基づいて次の研究が行われていくので，どういうふうにその分野の研究が進んできたかが，年代順に並べているとひと目で理解することができるんだ．

学生：なるほど…！ さっそくクリアポケットを買ってこよう…！

教員：あとは，電子データの整理だけど，これは自分で決めたように PDF のファイル名をつけて整理していくことだね．

学生：これも発行年から名前をつけるようにしてみようかなぁ！

教員：うん，いいと思う．先生は，"発行年，筆頭著者名，タイトル" で PDF の名前をつけるように統一しているよ．

さて，本題になるんだけど，そろそろ Excel を使って文献一覧表を作っていこうか．もう少し早く言ってもよかったんだけど，いろいろ自分で困ってみてからでもいいかなと思って（ふふふ）．

学生：えー先生，なかなかいじわるですね．

教員：最初からあれもこれも教えてたら自分で考えるところがなくてつまらないでしょ．それに Excel で一覧表を作るように，となると，その関係した部分しか気にとまらなくなってしまったりするので，あえて最初は言わなかったの．ほほほ．

学生：はーーでもまた読み直しってことですよね．

教員：文献研究をするうえで，論文を何度も読んで初めて考察が書けるようになってくるんだよ．Judith Garrard は文献研究するうえで論文を最低 3 回は読まないといけない [1] と言っているくらいだからね．心配しなくてもこれから何度も読むことになるよ．

学生：3 回も！ ひぇえええ～．わかりました，がんばります….

2．文献の内容の整理

教員：ちょっと横道にそれちゃったけど，Excel を使って文献一覧表を作ろうっていう話だったね．この一覧表を作っていく段階で，同時に文献の内容を検討していくことにもなる．

学生：一覧表には，今まで集めた論文は全部入れて作ったほうがいいですか？

教員：まず，自分のリサーチクエスチョンに関連するかどうかで，表に入れるかどうかを判断してみよう．文献をダウンロードして読んでみたけれど，実はあんまり関係なかった論文とかもあるでしょ．

学生：あります！ タイトルだけじゃなくて抄録を読んでから読むか決めているんですけど，意外と中身を読むと，あれ？ みたいなこともあって．

教員：ここもリサーチクエスチョンをもう一度確認するポイントだね．そこが
　　　曖昧だと，関連してる文献かどうかもブレてしまうから．何度も今回の
　　　文献研究の目的はなんだっけ？ って見直すことが大切！ 研究テーマは
　　　少し絞れてきた？

学生：もともとは，足浴で心不全患者がよりよく眠れるかってところに興味が
　　　あったんですけど，調べていくうちに，そもそも心不全患者の睡眠が悪
　　　くなる原因そのものが実はあまり整理されてないように思えてきたんで
　　　す．看護の視点での介入研究は文献が本当になくって，ほとんど研究さ
　　　れていないことも見えてきたので，心不全患者の睡眠に関連する要因を
　　　明らかにして，現在されている数少ない介入研究から今後の示唆を得る
　　　ことを目的にしたいなと思ってます．

教員：すばらしい…A子さん，成長しましたね．とても頼もしく感じます．

学生：へへへ．

教員：いろいろ読んでいくうちに，自分の考えが出てくればもうしめたもので
　　　す．A子さんの場合，PICO/PECO で整理し直すと，2 つのリサーチク
　　　エスチョンに分けられるよね．

学生：あ，本当ですね，関連する要因と，介入とってことですね．

教員：そうそう．自分の読んでいる論文がどちらに関係している論文なのかひ
　　　と目でわかるようにできるといいよ，そういうことを Excel で一覧表を
　　　作って整理していくんだ．

学生：そうか…手書きのメモだけだと探すのが大変ですものね．

教員：Excel の表は自分で使いやすいように考えてもらえればいいけど，一番
　　　よくあるのは 1 行に 1 文献になるように入力していく方法だね．横の列
　　　にはどんな項目を作るといいと思う？

学生：そうですね…まずはやっぱり発行年と，著者，タイトル，雑誌名…，あ
　　　とは論文の中身のことですよね．

教員：そうそう！

学生：やっぱり，論文の項目に沿って，方法・結果・考察って感じで分けてポ
　　　イントを書いておくとか！

教員：うん，いい視点だね．もちろん A 子さんがあげてくれたような分け方
　　　でもいいんだけれど，PICO/PECO に沿って項目を作るという考え方も
　　　ある．方法ってざっくり項目を作るんじゃなくて，方法の中身を P, I, C,
　　　O に分ける．その Excel の表を見たらどんな論文かだいたいすぐにわか
　　　る，思い出せるようにしておくことが大事だから，あまりまとめすぎな
　　　いほうがいいよ．

学生：なるほど…，方法（P/I or E/C/O）と，結果，考察，ということですね．

教員：あともう 1 つとっても大切なことなんだけれど，研究デザインを分類

しておいたほうがいい.

学生： 研究デザイン…ですか？

教員： はじめに話してもよかったんだけど，いくつか論文を読んでからのほう
がわかりやすいと思うので,今のA子さんならすぐにピンとくる話だよ.

学生： 研究方法論の授業で少し習った気がします.

教員： 研究デザインもいろいろな分け方があるから，自分で分けやすいカテゴ
リーを作って分類していったほうが後で見たときに役に立つけど，基本
の知識はおさえておこう.

学生： はい！

教員： まずは介入研究か否かで大きく分かれるね.

学生： 介入研究は読めばすぐにわかります！

教員： さすが，いくつか介入研究を読んできたからこそだね．さらに介入研
究の中でも，被験者を介入群と対照群に分けるときにランダム割付[*]を
行っているかどうかで分かれる.

学生： ランダム割付…？

教員： 無作為に2群に分けたかどうか，ということだね.

学生： そこまで注意して読んでいなかったです.

教員： ランダム割付が行われている場合は，必ず方法にそのことが書いてある
からすぐにわかるよ.

●ランダム割付
研究開始時点での
2群の性質をでき
る限り同じにする
ため，無作為に群
分けを行うこと.

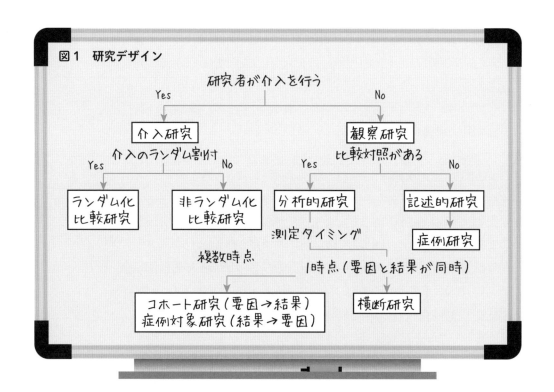

図1　研究デザイン

70　Lesson6　文献を整理する

学生：方法を見返してみます．

教員：一方，介入研究じゃない場合は，観察研究となる．観察研究の中でも，何かを比べて…とか統計をかけて…とかでない研究は記述的研究といわれていて，今回の結果はどうだったというような実態報告に近いかな．

学生：読んだ文献の中にある1人の心不全患者さんの睡眠に対して，看護師がどんなことをしてどうだったか，というような研究があって，これはどう扱ったらいいのかな，って思ってました．

教員：そうそう．1つの事例を深く掘り下げてみることも立派な研究の1つで，症例研究というデザインになるね．

学生：なるほど！

教員：次，観察研究のうち症例研究以外の統計をかけたり，これとこれが比較してどうか，とかそういった研究はすべて分析研究になる．さらに分析研究もいつ調査したかで分類できて，複数回にわたって調査してその経過を分析した研究（コホート研究*や症例対照研究*）と，一時点だけで調査した研究（横断研究）に分けられる（**図1**）．

学生：図に書いてもらうとよくわかります．じゃあ，心不全患者さんにアンケート調査を行ったっていう研究は横断研究ってことですね．私が読んでる論文の多くは横断研究だと思います．

教員：うん．やっぱり複数回，同じ人に調査を行うとなるととても大変だから，どうしても横断研究が多くなる．それぞれのデザインのことは研究法の書籍にたくさん載ってるからそれで勉強してみるといいね．

　　　さて，話を Excel 表に戻そうか．ここまでで Excel 表の行に何の項目をあげるかイメージできてきた？　ここでもう Excel 表のフォーマットを作っちゃおうか．

学生：家に帰ってから，あれ？　なんだったかな？　ってならないので助かります！

　　　えーっと，今のところ項目にしようと思ってるのは，

　　　　・発行年
　　　　・著者
　　　　・タイトル
　　　　・雑誌名
　　　　・研究デザイン
　　　　・方法（P/IorE/C/O）
　　　　・結果
　　　　・考察

　　　こんなところでしょうか….　あとなんかあるかな….

教員：あとは必要に応じて，自分で足していくといいよ．今までの学生さんた

●コホート研究
ある時点で，研究対象となる人を大勢集め，将来にわたって長期間観察することで，ある要因が病気の発症予防に関係しているか調査する研究（前向き研究）．

●症例対照研究
ある疾患をもつ患者群とそうではない対照群に分けて，ある時点から過去にさかのぼって疾患と関連のある要因を調査する研究（後ろ向き研究）．

ちの様子を見てると，例えば，その研究の新規性が何か，とか，逆にその研究の課題は何かを項目として作っていることもあったかな．

学生：なるほど参考になります．いずれにしても，もう一度，読み直して何が必要か考えながら一覧表を作ってみようと思います．

教員：一度きちんと読んでいる論文であれば，２回目以降はそれほど時間がかからないはずだし，新しい気づきがあると思うよ．あとは最初から完全な表はできないから，文献研究の論文を書いていきながら，必要な項目を足すつもりでね．

3．内容の吟味（クリティーク）

教員：さて，ここからは１歩進んだ話だけど，Ａ子さんなら大丈夫のはず．論文を整理していく段階で，大切なことがあって，その論文が自分の研究にとって特に重要かどうか判断し，そして適切か評価しながら読んでいく必要がある．

学生：重要と言っていいかはわからないけど，なんとなくこの研究は自分の知りたいことと近い，とかは感覚的にわかります．

教員：その感覚がとても重要！そういうときは自分のリサーチクエスチョンとその論文のリサーチクエスチョンが近いことが多いね．あとは，さっき少し話した研究デザインで分けて考える方法がある．エビデンスレベルという言葉は聞いたことある？

学生：えっと…研究法で習ったような…．教科書ちょっと見てみてもいいですか…．

教員：Ａ子さん，本当に成長したね．もちろん見てみて．

学生：あ，あったあった！エビデンスレベルは「臨床研究の信頼性の高さ」を表すピラミッド．あ，この図は見たことがあります．

教員：どこの教科書にも必ずといっていいほどのっている図で，ピラミッドの上に行くほど結果の信頼性が高まっていくということを示している．

学生：じゃあ１番信頼度が高いランダム化比較試験を行っている文献を優先的にしっかり読み込むといいってことですね．

教員：それが一概にそうとも言えない．

学生：？？

教員：Ａ子さんのリサーチクエスチョンはなんだっけ？

学生：まだ定まりきっていませんが，「心不全患者の睡眠に関連する要因」がそもそも整理されていないので，そこをしっかり整理したいと思ってます．

教員：そういう場合，介入研究であるランダム化比較試験よりも，横断研究や

場合によってはコホート研究のほうが知りたいことと合致しているよね.

学生：そうか…私が今なんとなく自分の知りたいことと近い！　って思っている論文は 3 つあるんですけど，どれも横断研究です.

教員：文献研究をするうえで，一般的な共通のエビデンスレベルを示したピラミッドとは別に，自分の研究において優先的に重要な研究デザインは何か，独自のエビデンスピラミッドを考えておくといい.

学生：そもそも読んでる論文にそんなに多くの種類の研究デザインが入っていないんですけど….

教員：うん，それは気にしなくていい.　自分が読んでいる論文に特に頻出する研究デザインは何か，それがリサーチクエスチョンと合致しているかを少し気に留める程度で今はいいと思う.

学生：もし合致していなければ，必要な研究デザインの論文をもう少し探さなければいけないということですね.

教員：そうそう.　もしくは，そのリサーチクエスチョンに至るまでに必要な基礎的な研究がまだ十分にされていない段階で，まず基礎的な研究が必要という課題が見えてきたりすることもあると思う.

学生：なるほど….

教員：さて,自分の研究にとって重要な研究デザインは何か意識してみてね，っていうことが今話してきたこと.　もう 1 つ，その論文が適切かどうか評価しながら読んでほしいということです.

学生：ええ！　評価だなんてそんな…私みたいなペーペーがおこがましい….

教員：ははは，A 子さんは謙虚だねぇ.　でも，何でも鵜呑みにしてたら文献研究なんてできないからね.　ただ読んでまとめるのと，クリティカル（批判的）に吟味したうえで統合していくのとは文献研究の質も変わってくるからとても重要なんだよ.　なんとなくいい，悪い，じゃなくて共通の基準に基づいて，誰が見てもなぜよいと評価したかわかるように，系統的に吟味していこうということだね.

学生：批判的に読むって，論文の悪いところを探すんだと思ってました.

教員：クリティカルの日本語訳が悪いんだろうね，もっといい和訳があればいいんだけどね.

学生：その共通の基準っていうのがあるんですか？

教員：チェックリストはいくつかあるけれど，初学者の A 子さんは，細かすぎないほうがいい.　細かすぎると枝葉の部分に注意がいってしまって，結局その研究の根幹が見えなくなってしまうから.
そういう意味で，Crombie[2) があげている 13 のチェック項目はとてもシンプルだね（**表 1**）.　『医療専門職のための研究論文の読み方（イアン・

K・クロンビー，金剛出版）』や『よくわかる看護研究論文のクリティーク（山川みやえ他編著，日本看護協会出版会）』などの書籍に具体的なことは載っているから読んでみるといい．

学生：もしチェックリストに沿って読んでみて，あまりこの論文は適切でないなと判断した場合は，文献研究の文献からは外したほうがいいのでしょうか？

教員：よい質問だね！ これも意見が分かれると思うけど，まだ卒論で扱う段階であれば，そういう問題点があるということもわかったうえで，文献研究には使用すればいいと思う．それに除外する場合は，除外した理由と基準を明確にしておかないといけない．

学生：そっか，誰でも同じ結果が導けるように，方法に書いておかないといけないってことですね．

教員：そういうこと．よく理解できてる！

学生：とにかく，今までなんとなくいい，悪いと思って読んでいたものを，チェックリストに沿って評価しながら読んでみようと思います…けど，難しそう….

教員：今は何事も訓練！ そういう視点で論文を読むという体験が重要だよ．でも最初はよくわからないと思うから，一番自分の文献研究と関連が

表1　イアン・K・クロンビーのチェック項目

【論文クリティークのための標準的な問い】
- ☑ 目的を明確に述べているか
- ☑ サンプル・サイズは正当か
- ☑ 測定に妥当性と信頼性がありそうか
- ☑ 統計手法を記述しているか
- ☑ 研究中，予期せぬできごとが発生しなかったか
- ☑ 基本的なデータを適切に記述しているか
- ☑ 数字はつじつまが合うか
- ☑ 統計的有意性を判定しているか
- ☑ 主たる知見は何を意味するのか
- ☑ 有意でない知見をどのように解釈しているか
- ☑ 重要な効果を見過ごしていないか
- ☑ 結果は先行研究と比べてどうか
- ☑ 自分の研究にとって，この研究結果はどのような意義があるか

（イアン・K・クロンビー（津富宏 訳）：医学専門職のための研究論文の読み方
―批判的吟味がわかるポケットガイド―．金剛出版，p53，2007 より引用）

あって重要だと思う論文1つをゼミで取り上げて，チェックリストに沿って一緒に確認していってみよう！

学生：はい，ありがとうございます．

教員：さっき話していたExcelの表の最後に，チェックリストに沿って吟味した研究の質についての項目も付け加えておくといいね．細かすぎると逆にわかりにくいから，詳細は別に紙で残しておいて，Excelの表には質が高い／低いくらいでも十分だと思う．

学生：とりえず，1つずつ論文を読み直してExcelにまとめるところからですね….　ふぅ大変だ．

教員：今日の内容を図にまとめておこう（**図2**）．ここまでくると，いよいよ文献研究の根幹までたどり着いてきたから，がんばって！

引用文献

1) Garrard J(安部陽子 訳)：看護研究のための文献レビュー マトリックス方式.医学書院, 2012.

2) イアン・K・クロンビー（津富宏 訳）：医療専門職のための研究論文の読み方―批判的吟味がわかるポケットガイド―. 金剛出版, 2007.

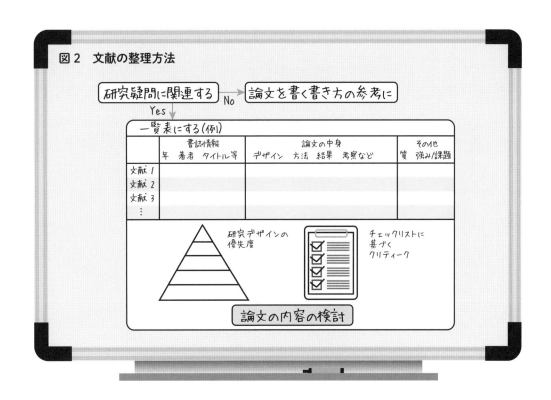

図2　文献の整理方法

Lesson 6 のまとめ

●必要な論文が，必要なときにすぐ取り出せるように管理しよう！

　・紙媒体は発行年順にファイリングすると研究の経過がわかりやすい

　・電子データはファイル名の法則を決める

●すべての論文を 1 つの Excel 表にまとめて，文献一覧表を作ろう！

　・1 行 1 論文

　・列には，

　　書誌情報（発行年，著者，タイトル，雑誌名など）

　　論文の中身（研究デザイン，方法，結果，考察など）

　　その他（研究の質，強み，課題など）

　・表の項目は，文献研究の論文を書きながら，必要な項目を足していこう

●文献研究としてまとめるうえで，

　　その論文が，$\left(\begin{array}{l}①自分の研究にとって特に重要か判断 \\ ②内容が適切かどうか評価\end{array}\right)$ する必要がある

　　①重要性の判断

　　　→自分のリサーチクエスチョンと近い

　　　→自分のリサーチクエスチョンに合った研究デザイン

　　②内容の評価

　　　→チェックリストを活用して批判的に読む

コラム　文献整理は十人十色

　学生のみなさんは，教員の部屋に入ってまずどこを見ますか？
私はまず本棚を見ます．教員になった今でも，違う先生のお部屋に入ったら，先生がちょっと
お茶を出してくださるときや，電話対応されているその隙に，ここぞとばかりに本棚を眺める
のが楽しくてたまりません．

　教員の本棚には，たくさんの書籍と一緒に，いろいろなファイルが並んでいることが多いで
しょう．ファイルには実習記録から論文までさまざま．本棚はその先生の歴史と個性が詰まっ
ています．

　おもしろいのが，本棚を見ればその先生の性格まで見えてきてしまうこと．整然と並べられ
ている本棚もあれば，縦横無尽に本が踊っているような本棚まで．よくその先生の部屋に通っ
ていたら，本棚の荒れ具合で，「あれ，最近先生，忙しいのかな？」なんてそんなことまでわ
かるようになります（笑）．どんなに本棚がカオスに見えても，質問に行けば，「この本はこ
こにあったはず…」なんて言いながら，本棚の奥からでも，平積みの中からでも，一発で本や論
文を出してくださる先生…さすがです．

　論文の整理も，本棚の整理と同じでその先生の個性が出ます．この本の中では，論文を1つ
ずつクリアポケットに入れて，分厚いリングファイルで整理する方法を紹介しましたが，教員
によって保管方法が違うと思います．

　分厚いリングファイルで保存すると，論文を読めば読むほど場所をとります．でも，そのず
らりと並んだリングファイルに，先生すごいなぁ！と学生時代は憧れを抱いたものです．リン
グファイルの中に最初は2～3本しかなかった論文が，ちょっとずつ溜まっていくのが私は好
きです（ただ，論文を書き上げている真っ最中には，論文全部クリアポケットから出して部屋
中に散乱する事態になってしまいますが…）．一方，私が今まで出会った先生の中には，本棚
にほとんど何も入っていないような先生も！すべて電子データで保管されているそうで，そ
れはそれはスカっと美しい部屋でした．

　ぜひ自分の担当の先生に，論文をどうやって整理しているか聞いてみてください．その先生
の思わぬこだわりが聞けておもしろいかも．

Lesson 7

文献を
統合する

1. 文献を統合するときの心構え

学生：先生，このあいだのゼミの後もう一度，文献を読み直して，リサーチ
　　　クエスチョンと関連のある論文に絞って一覧表を作ってみたんですが，
　　　思ったより文献が少なくて….

教員：大変な作業だったでしょう！ おつかれさま．ちなみに何本くらいの論
　　　文が対象になった？

学生：結局，16本を文献研究の対象の論文にしようと思ってます．ちょっと
　　　少ないですよね？もう1回，文献検索し直したほうがいいでしょうか？

教員：まず，文献の量の多い少ないに振り回される必要はないよ．それに初学
　　　者であるA子さんにとっては16本の論文をきちっと読むだけでもとて
　　　も大変な作業なはず．明確な基準はないけど，先生は，初めて文献研究
　　　をする学生さんは10本でも充分だと思ってる．論文1つひとつをきっ
　　　ちり読むことが大切だからね．多くても20〜30本までになるように
　　　リサーチクエスチョンを絞り込んだほうが考察がぼやけにくい．

学生：もっと調べないといけないかと思って，落ち込んでたんで大丈夫ならよ
　　　かったです．

教員：その16本がどんな研究で，何が強みで何が課題か，見なくても説明で
　　　きるくらいに読み込んでいく必要があるね．

学生：ひぇ〜そう思うと16本でも十分大変….
　　　先生，それでとりあえず文献を一覧表にまとめたのはいいんですが，こ
　　　こからどうしたらいいのかよくわからないんです．

教員：いよいよ，文献研究のクライマックスだね！ふふふ．

学生：先生…（汗）なんだかうれしそうですね．

教員：文献研究だからといって，他の研究と全く違うわけではなく，プロセス
　　　は似た部分がたくさんあるんだよ．ここまでA子さんが半年かけてし
　　　てきたところがデータ収集にあたる．集まったデータを分析して，そこ
　　　から言えることを考えていくのが研究の一番の醍醐味で，一番ワクワク
　　　するところなんだよ！

学生：どうしていいか途方に暮れてて，ワクワクとは程遠い気分なんですが….

教員：ははは，ごめんごめん，そりゃそうだ．ただまとめてきて，だとあまり
　　　に乱暴だと思うから，少しポイントを整理しておこうね．その前に，確
　　　認しておきたいことがあるんだけど，文献研究のゴールってなんだっ
　　　け？

学生：え？ゴール？

教員：そうそう．4月のはじめに話してたことをちょっと思い出してほしん

だけど…（読者のみなさんは Lesson 1 を読み返してみて！）.

学生： あ，えーっとなんだか思い出してきた….「研究＝新しい知見を生み出すこと！」で，文献研究だと，リサーチクエスチョンに対して集めてきた論文から自分なりの答えを見つけて，新しい発見を見出すこと…でしょうか.

教員： そうそう！ そのとおり.

これから文献を統合していくにあたって 2 つのことを意識してほしいなと思って思い出してもらったの. まず，リサーチクエスチョンに対する自分なりの答えになっているか. 文献研究以外の研究でも同じことが言えるんだけど，ここを忘れて文献をただまとめなくちゃと思うとブレてしまう. 何度もしていることだけど，最後にもう一度，文献を統合する段階でリサーチクエスチョンを精選する作業をすることが大切なんだ.

学生： 文献を集める段階でも，先生同じことをおっしゃってました. 何のために文献研究しているかを行方不明にさせないために大切ということですね.

教員： そしてもう 1 つは，ただのまとめ，や要約にしない. 新しい知見を生み出すという意識をもつこと. もちろん学部生の卒業論文として，新しい知見をというのは難しい場合もある. でも，せっかく文献研究をするからには，そのテーマに関して次の研究の糧になるような知見を見いだせるように，考えながら文献を統合してほしいなと思うよ.

学生： ただ要約するだけじゃだめ，ってことですよね…そう思うとますますどうしたらいいかわからなくなってしまって手が出ません….

教員： ははは，ごめんごめん. さらにハードルを上げてしまったね. もっとやさしく言い直すなら，根拠のある自分の考えを見出すことかな. 集めてきた文献が根拠になる.

学生： 実習のときにも，自分の妄想ではなく事実からアセスメントしなさいって何度も言われたので，それならなんとかなりそう….

教員： ここまでは心構え的なところで，実際を学んでいこう.

2．文献統合の実際

教員： さて，これまでは文献ごと，つまり行ごとに文献の内容を読み込んできたと思うんだけど，視点を次は列ごとに変えて検討していくよ.

学生： 文献どうしの関連ってことですね.

教員：そうそう．ちなみに A 子さん，文献一覧表を作っていて，何か気づい
　　　たこととか気になったこととかない？

学生：えっと…介入研究がとても少なくて，ほとんどが横断的な調査だったこ
　　　とは気になりました．

教員：ふむふむ，いい気づきだね．そういった気づきを客観的にも示せるよう
　　　に，**集計して表に数字で示す**，ということも大切な方法の 1 つ
　　　です．

学生：つまり，研究デザインの項目を集計して，介入研究は○件，観察研究は
　　　△件，といった具合に示すってことですね！

教員：うんうん．すべての項目に関して集計する必要はないけれど，文献一覧
　　　を作っていて自分が重要だと思った項目に関しては，集計した結果を示
　　　すことで，考察につなげていける．他に気になった項目はある？

学生：睡眠の調査をしている研究のほとんどが主観的なアンケート調査で，本
　　　当のところどれだけ眠れているのかがよくわからないなっていうのが気
　　　になりました．

教員：どうしたらそれを結果として示せると思う？

学生：えっと，調査方法の項目を集計して示すと，客観的なデータが不足して
　　　いることが示せそうです！

教員：OK！ そういった具合だね．あと文献研究で多く見られるのは，年ごと
　　　の文献の件数の推移とか，調査対象者（どんな対象者が多くて，どうい
　　　う対象者に対する調査が足りてないなど）に関する集計結果かな．

学生：あ！ そういわれるとたしかに，今回の私の文献研究で，対象者のほと
　　　んどは入院している患者さんで，退院して自宅で過ごされている慢性心
　　　不全の患者さんってたくさんいらっしゃると思うんですけど，自宅療養
　　　中の睡眠はどうなのか気になりました．

教員：こうして一緒に考えていくうちに重要な気づきが出てくることも多いか
　　　ら，自分 1 人で悩まずに，指導教員やゼミの仲間と一緒に見るっていう
　　　のも重要だね．
　　　あと，文献の**共通点と相違点**を考えてみるというのもまとめやす
　　　い視点だと思う．

学生：う〜ん．16 個の研究の共通点….

教員：16 個の文献すべてに共通する，というと難しいので，そういう場合は，
　　　特に自分の研究テーマに関連するような研究であったり，よく出てきた
　　　特徴的な研究をピックアップして考えてみるといい．

学生：なるほど！ いつも全部の研究について考えなくても大丈夫なんですね．
　　　質問紙調査の研究における共通点と相違点ら考えられそうです．

教員：ただ，注意してほしいのは，共通点と相違点をただ出しただけにしない

こと．

学生：ただ出しただけっていうのは…？

教員：共通する点は〇〇で，違う点は△△でした，チャンチャン♪　で終わりになってしまうと，「え？…で？」って読んでる方は思うので，そこから何が言えるか考える，それが新しい知見につながってくるからね．

学生：そっか…，せっかく文献研究をしているからには，次につながる知見を考えたいです！

教員：いい心構えだね！！

教員：さて，ここまでは量的な，つまり数値で示す方法を説明してきたけれど，他に質的に統合していく方法もある（**図1**）．

学生：質的…ですか？

教員：学校の授業でマインドマップ*やKJ法*といった手法をグループワークで使ったことない？

学生：実習で書いてた関連図みたいなものですか？

教員：そうそう！　まず，**キーワードを洗い出し図式化する方法**だね．文献研究で使える方法を簡単に説明しよう．各文献の主要な結果をキーワードとしてバラバラに書き出していく．A子さんの場合だと心不全患者の睡眠に影響する要因に興味があったでしょう？　1つの研究に結果として出てきた要因を，バラバラにキーワードとしてまず全部書き

●マインドマップ
イギリスの著述家トニー・ブザンが開発した人間の自然な思考に合った発想法．アイデアの発散や考えの整理などに使われる．用紙の中心にテーマを書き，関連する内容を放射状に書き出して，関連の強いものをグルーピングしながら整理していく．

●KJ法
文化人類学者，川喜田二郎により考案された．情報を整理しアイデアを生み出す発想法．データを付箋などのカードに記述し，カードをグループごとにまとめて図解し，文章で論文などにまとめていく．

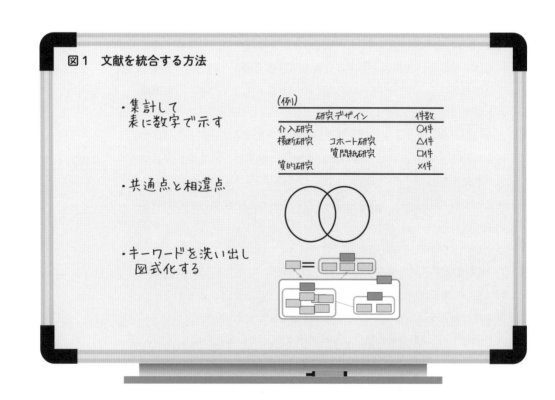

図1　文献を統合する方法

出してみる．

学生：研究がゴチャゴチャになってもいいんですか？

教員：そう，手順としては，①とにかく研究の垣根を越えて，結果に出てきた
ものを全部書き出す，②共通のキーワードをまとめたり，類似のものの
カテゴリーを作る，③より抽象的なラベルをつける，④そのうえでラベ
ル間の関係を関連図のような形で図示していくんだ．

学生：大変そうだけど，これができると，リサーチクエスチョンである「心不
全患者の睡眠に影響する要因は何か？」という問いに対して，自分なり
の回答が得られる気がします！

教員：そうだね．睡眠に影響する要因としていくつかの側面が出てくると思う
んだ．その中でも，ある一部分に対してしか介入されていなかったりと
か，研究の課題も出てくると思う．

学生：実習のときは，心不全患者さんに「足がだるくて夜眠れない」と言われ
て，浮腫が原因だ！って決めつけてしまったけど，この文献研究をし
たことで，すごく視野が広がったと思います．あの頃の私にこの結果を
見せてあげたい…．

教員：A子さんの実習のときには間に合わなかったけど，これから実習に臨む
次の学生さんの役に立つ文献研究になりそうだね．

学生：そっか…（じ～ん）．

教員：あ，あと，キーワードを図式化してまとめていくとき，マインドマップ
であれば，『新版 ザ・マインドマップ（トニー・ブザン他，ダイヤモン
ド社）』，KJ法であれば，『発想法（川喜田二郎，中公新書）』といった，
その手法の根幹となる書籍は必ず目を通すようにしておこう．

学生：メモしとこう（メモメモ…）．よし！今日教わったことを忘れないうち
に，がんばってまとめてみます！

教員：一度やってみて，また次回のゼミでわかったことを教えてね．

Lesson 7 のまとめ

● 文献を統合していくときの心構え
　・リサーチクエスチョンに対する答えになっているか常に確認する
　・ただのまとめにならず，新しい知見を生み出すという意識をもつ

● 文献を統合する方法
　①集計して表に数字で示す
　②共通点と相違点を考える
　③キーワードを洗い出し，図式化する

Lesson 8
論文を書く

1. 背景のポイント

教員： さて！ 文献の統合ができたら，論文の作成に取りかかっていこう．

学生： 先生…いつも同じパターンで言いにくいんですが…．

教員： なになに？

学生： 何を書いたらいいか，どこから書いたらいいか，よくわかりません…．

教員： 初めてだからそんなものだよ．
文献研究だからってアンケートや介入研究の論文を書くときと，書き方が大きく異なると思う必要はないよ．どんな研究論文を書くときも，まずは先行研究で自分が読みやすいな，とか参考になるな，と思った文献研究の論文をお手本に，真似っこしながら書いてみよう．

学生： ここで，文献研究そのものの対象には含まれなかったけれど，他にもいろいろ読んできた文献が役にたつわけですね．

教員： そうそう．何か参考になりそうな文献研究の論文はある？

学生： はい，睡眠の研究ではないんですけど，心不全患者の不安に関する文研研究の論文があります．

教員： よし，その論文を出してみて．もう一度しっかり内容を確認してみようか．

学生： えっと…これです！

教員： さすが文献の整理が行き届いているね．

学生： 文献研究の素材として使っている文献と，そうでない文献を分けたうえで，先生のアドバイスをもとに年代順にファイリングするようにしたら，どこにあるかすぐにわかるようになりました！

教員： すばらしい！
じゃあこの文献研究の論文をちょっと見たいんだけど，どこにどんなことが書いてあるか確認していこう．まず，背景には研究の背景と目的（リサーチクエスチョン）を書く．じゃあA子さん，背景に何が書いてあるか説明してみて．

学生： えっ！！！いきなりですね．えっと…．
まず，慢性心不全患者が全国にどれだけいて，心不全とQOLの関係から，精神的なサポートが必要だってことが書かれてます．でも十分なサポートができていないのが現状で，何が必要かわかってないから，今回の文献研究をしますっていう感じでしょうか．

教員： うん，A子さん，さすが論文をたくさん読んできただけあって，力がついてきてる．今のA子さんの要約でも無意識にできているのですが，まず，論文は読むときも書くときも，パラグラフを意識

するとよい．

学生：パラグラフ？

教員：日本語でいうと，段落ってことだね．論文のような論理的な文章には１つのパラグラフに１つの主張がある．だからパラグラフごとの意味を読み取るようにして読むと理解しやすいし，書くときもパラグラフを意識して書くとまとまりのある文章が書けるようになる．

学生：なるほど….

教員：じゃあパラグラフを意識して，もう一度さっきの論文の背景を見てみよう．何段落の構成になってる？

学生：３段落です．

教員：もう一度１つずつの段落を意識しながら，どんな内容が書いてあるか教えてもらえる？

学生：えっと…１つ目の段落が，慢性心不全を抱える人が世界と日本でどのくらいいて，長い期間を心不全を抱えながら生活していく必要があるのでQOL が大切ということが書かれてます．

教員：うんうん，わかりやすい．次の段落はどう？

学生：心不全患者の QOL に関して，関連する要因がいくつかあって，身体面と精神面とに分けられる，と先行研究をもとに書かれています．

教員：よし，最後の段落は？

学生：塩分や水分に対する指導，体重管理など，身体面のコントロールに関するかかわりは多くなされているが，精神面については実態も不明確で十分に介入できていないのが現状である．そこでまずは現時点でわかっていることを整理します，という形で文献研究の目的につなげて書かれています．

教員：OK ！ 最初の A 子さんの説明よりぐっと具体的でわかりやすくなったね．論文の中でも特に背景と考察はパラグラフを意識して書くといい．

学生：考察もなんですね．覚えておこう．

教員：あと背景を書くときの書き方の１つに，ろうとのように最初は自分のテーマに関する大枠の現状を提示し，そこからリサーチクエスチョンに向かって，段落ごとにテーマを絞っていく方法がある．

学生：なるほど…最後はリサーチクエスチョンにつながるように，ですね．

教員：とにかく，**背景は，なぜこの研究が必要か！**を論理的に相手に伝わるように書く，というのが重要だね．

学生：論理的な文章は苦手です….

教員：そんな A 子さんでも書きやすくなるのが，**言いまわしや語尾を真似ること**．

学生：言いまわし…？

教員：例えばこの文，「〜に関する論文はほとんどなく，実態が明らかになっ
　　　ていない．そこで…」．中身を自分の研究の内容に入れ替えたら文の言
　　　いまわし，そのまま使えるでしょ．

学生：そういえば，実習中も病院の看護師さんが電子カルテに書いてる記録を
　　　参考に真似っこして書いてました！

教員：そうそう．習うより慣れろっていう部分が結構大きいからね．

学生：なんとなく…書けそうな気がしてきました！（笑）

2. 方法のポイント

教員：さて，次は方法を見てみようか．方法は何が書かれている？

学生：用いた文献検索エンジン，キーワード，検索方法，いつ検索したか，そ
　　　の後どうやって文献研究の対象にする論文を絞ったかなど，が書かれて
　　　います．

教員：**方法は，その研究方法を他の人が再現できるか**，がとて
　　　も重要だね．これを読んだ人が同じように論文を検索したら，同じ論文
　　　が出てくるかどうか．

学生：ようやく，文献検索を系統的に実施するときに，検索方法を細かくメモ
　　　を取っておいて，と先生に言われた意味がわかってきました．メモをとっ
　　　ておいた内容をもとにこのあたりは書いていけばいいわけですね．

教員：そうそう！ Lesson5 で説明したように，検索で何件ヒットし，そのう
　　　ち何件を文献研究の対象として，何件除外したかなど，具体的に書く必
　　　要がある．

学生：その書き方も，この文献研究の図とか文章を真似して書けそうです．

教員：あと，A子さんがこの文献研究に関して説明してくれた部分は，文献を
　　　選ぶ段階までしか書かれてない．多くの文献研究で忘れがちなんだけれ
　　　ど，その後どうやって文献を統合したか，まで研究方法に書いておく必
　　　要がある．

学生：介入研究とか質問紙の研究でいうところの，“分析方法”にあたる部分
　　　ですね．

教員：そのとおり！ A子さんの場合だと，どんなふうに文献を統合していっ
　　　たかな？

学生：えっと…，一覧表にしたうちの特に重要だと思う項目をまず量的に整理
　　　しました．

教員：具体的にはどの項目？

学生：研究デザイン・対象者・調査方法・アウトカムです．

教員：それを具体的に方法に書いておく.

学生：そんな細かいところまで書く必要があるんですね.

教員：文献統合をした後，それをどう解釈するかは研究者によって違いが出てもいい. でも，どんなふうに統合していくかは，さっきも書いたように，違う研究者が実施しても，同じようにできる必要があるからね.
あとは文献統合する段階でどんなことをしたかな？

学生：文献どうしの類似点と相違点を探るために，ベン図を書いて図に整理しました. あとは，文献で心不全患者の睡眠に関連する要因として結果に出てきたキーワードを全部書き出してみて，KJ法を用いてラベリングしたあと図示しました.

教員：そういったことを，すべて方法に書いておきましょう.

学生：こんなところまで書く必要があるとは思いませんでした.

教員：あと，文献の質を検討する際に，チェックリストを用いた場合は，何のチェックリストを用いて検討したかも記載しておこう.

3. 結果のポイント

教員：さて，次は結果.

学生：結果は，なんとなく何を書いたらいいかはわかります. 文献統合した結果を図や表で示したらいいということですよね.

教員：そうそう. 結果は，事実（文献に書かれていること，文献著者の考え）と研究者の解釈を混同しないことが重要. もちろん，KJ法などは誰がしても同じ結果になるわけではないんだけれど，事実として導き出されたことなのか，そこから自分が考えたことなのかを分ける必要がある.

学生：実習記録を書くときのSOAPみたいですね. よく実習中も，事実と解釈が混在してしまってるから，事実はSとOに，解釈をAに分けて書きましょうって，指導されました.

教員：そうそう，SOAPのSとOの事実を論文の結果に，Aのアセスメントを考察に書くイメージ.

学生：なるほど，わかりやすいです.

教員：あと，よく文献研究で見かけるのが，とにかく膨大な一覧表を数ページに分けて羅列している表. これはよくない.

学生：文献をまとめた一覧表は載せないほうがいいってことですか？

教員：いや，やはりどんな文献が検索した結果，出てきたかがひと目でわかるように，一覧表は載せたほうがいい. でも，卒論で扱う10〜多くとも

30本くらいまでの文献であれば，1ページで収まるように，項目を取捨選択すべきだね．

学生：せっかく苦労して作った一覧表なので，そのまま卒論に貼り付けたらいいと思っていました．何の項目を残すかが難しいです．

教員：まず，書誌情報は年，著者だけでOK．最後に引用文献を載せるのでタイトルや雑誌名は不要．論文の中身のうち，どんな論文かわかるように方法と結果は残しておこう．考察は著者の考えで事実ではないから載せないことが多いかな．

学生：なるほど，少し絞れました．その他の論文の質を自分でチェックリストを使って○×つけた部分とか，強み／課題などはどうですか？

教員：これは，自分が文献研究の考察を書くときに必要なら残す，ふれないなら不要だから消す，と判断していくといいよ．

学生：強みは消して，課題は今後の研究の課題として考察でふれたいから残そうかな…．

教員：うんうん，いいと思う．最後は指導教員と話し合いながら決めていこう！

4. 考察のポイント

教員：さて，最後，考察だね．考察は文献の統合に対する解釈を書く．文献研究することで見えてきた今後必要な研究や課題なんかが書けるとすごくいい．考察も自分の参考にしている文献研究をパラグラフリーディングして，構成を参考にするといいよ．

学生：考察は自分の解釈を書くんだと思うんですが，それだと研究の考察っていうよりは，まるで自分の感想文になってしまって…．

教員：それも初学者がよく陥る失敗だから，気にしなくて大丈夫．考察では，今回の研究結果からいえることなのか，飛躍しすぎていないか，を意識して書いてみるといい．

学生：たしかに，書いてるうちに自論を展開しすぎて，すっかり結果の内容なんてそっちのけになってしまってました．

教員：よくあるのが，「その考察，文献研究をしなくても書ける考察だよね？」っていうような結果と直接関係のない考察であったり，「そんなところまで今回の文献研究からわからないのでは？」というような飛躍しすぎた考察．

学生：考察を書くときに，どの結果からいえることなのか，よく確認してみます．

教員：あと，考察が，リサーチクエスチョンに対する答えになっ

ているか. どうしても書くことに必死になっていると脱線していってしまうから，論文が最初から最後まで1貫してリサーチクエスチョンに沿っているかは，何度も振り返って意識しておくといい.

学生：最初から最後まで，リサーチクエスチョンに立ち戻ることが重要なんですね.

教員：論文を書く段階で最終のリサーチクエスチョンの精選を行って，一番初めに立てたリサーチクエスチョンと比べると，どんなふうにリサーチクエスチョンが具体化していったかよくわかると思うよ.

学生：もう一度確認してみようと思います！

教員：あ！ あともう1つ大切なこと. 今回のA子さんの文献研究の強みと限界を最後に書いておこう.

学生：限界っていうのはどういうことですか？

教員：文献をできるだけたくさん調べたとは思うけど，世界中の論文を全部検討できたわけじゃないでしょう？ ここまではできたけど，これ以上はできませんってことを明示しておく. それが研究の限界になるよ.

学生：そっか…. 今回だったら日本語の論文しか読めてないので，そういうことを書いたらいいのか.

教員：そのとおり. 先行研究の文献研究にも，最後に強みと限界が書かれていることが多いからチェックしてみて. さて，あとは結論と引用文献を書いたら論文として完結ですね. 結論はズバリ，リサーチクエスチョンに対する答えを端的に2〜3文で表現する！

学生：え〜，2〜3文でまとめるなんて難しい….

教員：結論も他の論文の書き方を参考にしてみるといい. この論文はどんなふうに書かれてる？

学生：「〜〜という結果が導かれ，〜〜〜が示唆された」というように書かれています. ここを自分の研究に置き換えればいいのか.

教員：その調子，その調子.

学生：引用文献は,卒業論文の要項に書き方が指定されていました. それにのっとって書けば書けそうです.

教員：引用文献の書き方は，点の位置など細かく決まっている場合が多い. 引用させていただいた文献へのリスペクトだと思って，最後まで丁寧に仕上げましょう.

5. 論文を書くコツ

教員：最後に，私が思う論文を書くときのコツを伝えておくね！

学生：ありがとうございます.

教員：ここまでにもいくつかコツを含めて話してきたけど，覚えてるかな？

学生：はい！メモをとってたので，えーっと…先行研究の言いまわしや語尾を真似て書くこと，パラグラフを意識して書くこと！ですね.

教員：すばらしい. 完璧です. あと2つ伝授しておこう. まず，論文の文章に着手する前に，パワーポイントのスライドで論文の流れをまとめる！パワーポイントのスライドにまとめることで，論文の骨子が見えてくるから，背景を1〜2枚，目的1枚，結果3〜5枚，考察2〜3枚，結論1枚，くらいの配分でまとめてみるといい.

学生：なるほど…骨子をまず作るってことですね.

教員：そう！文章でダラダラと書いてると，何が言いたかったか見えなくなってきたり，リサーチクエスチョンから脱線してしまっても，それに気づきにくいんだ. まず骨子ができた状態で肉付けしていくと論文は書きやすい.

学生：先にスライドを作ってみます！

教員：うん，まずスライドができた時点でゼミでプレゼンして見せてね. あともう1つは，必ずしも背景から順番に書く必要はない. 他の介入研究や質問紙調査の研究を論文にするときも同じなんだけれど，方法と結果は事実だから比較的書きやすい. 結果→方法→考察→背景，の順番で書くと論旨が一貫した論文が書きやすいと思う.

学生：つい背景から書こうとしてでも筆が進まず，つまってました….

教員：ある意味，背景が一番，その研究テーマに関連する知識が必要で書くのが大変かもしれない. あと，考察を書いてみると意外と背景と言いたいことがずれてきていることもあるから，そういう意味でも上の順番だと論旨がブレにくい

学生：方法からより，結果から書いたほうがいいのはなんでですか？

教員：まず結果を書いてから方法を書くと，書きもらしたことであったり，余分な方法（つまり，文献統合をする段階では試してみたけど，実際の論文の結果には書かなかったこと）を書く心配も少なくなるんだよね.

学生：は〜〜なるほど〜〜.

教員：ただ，上の書く順番はそういう書き方もあるんだってくらいで，本当はどこから書いてもかまわない. 背景で書けずにつまってるのであれば，書きやすい方法や結果から着手してみて.

学生：結果はまだ整理しきれてないから，方法からまず書いてみようと思います.

教員：全部書いてから持ってくる必要はないから，書けたところまでで少しずつ見せてね. がんばって！

Lesson 8 のまとめ

●論文のポイント

	書く内容	ポイント
背景	①研究の背景 ②目的(リサーチクエスチョン)	・なぜこの研究が必要か！ 他者にわかるように ・ろうと式（大きなテーマから徐々に話題を絞る）
方法	①文献検索の方法 　検索エンジン 　キーワード 　検索日 　選定基準など ②文献統合の方法	・他者が同じ方法を行えば同じ結果が導けるように ・何件ヒットし，何件を文献検討の対象にし，何件 　除外したかなど具体的に
結果	①文献一覧表 ② 表／図など文献統合の結果	・必要な項目に絞る ・事実（文献に書かれていること，文献著者の考え） 　と，自分の考えを混同してしまわないように！ ・結果は事実だけを書く
考察	①文献を統合に対する解釈 ②今後の研究の方向性や課題 ③今回の文献研究の強みと限界	・リサーチクエスチョンに対する答えになるように ・自分の考えを入れてＯＫ ・今回の研究結果から言えることにとどめる ・飛躍しすぎない

●論文を書くコツ

　・先行研究を真似て書く．語尾や言い回しを参考に

　・パラグラフ（段落）を意識して書く

　・パワーポイントで流れをまとめてストーリーを作ってから，本文を肉付けする

　・背景から書く必要はない

　　（結果→方法→考察→背景の順に書くと論旨が一貫した論文が書きやすい）

参考文献

- Garrard J（安部陽子 訳）：看護研究のための文献レビュー マトリックス方式．医学書院，2012.

- Aveyard, H：Doing a literature review in health and social care：a practical guide. open university press，2014.

- Suzan K, 他（黒田裕子, 他 監訳）：バーンズ＆グローブ 看護研究入門 第7版．エルゼビア・ジャパン，2015.

- Galavan, JL：Writing literature reviews：a guide for students of the social and behavioral sciences．Pyrczak Pub，1999.

- 早川和生：看護研究の進め方 論文の書き方 第2版．医学書院，2012.

- イアン・K・クロンビー（津富宏 訳）：医学専門職のための研究論文の読み方―批判的吟味がわかるポケットガイド―．金剛出版，2007.

- 川村佐和子 編：看護研究（ナーシング・グラフィカ19）．メディカ出版，2017.

- 黒田裕子：黒田裕子の看護研究 step by step 第5版．医学書院，2015.

- 南裕子，野嶋佐由美 編：看護における研究 第2版．日本看護協会出版会，2017.

- Oliver P：Succeeding with your literature review：a handbook for sturents． open university press，2012.

- 大木秀一：看護研究・看護実践の質を高める 文献レビューのきほん．医歯薬出版，2013.

- 坂下玲子，宮芝智子，小野博史：看護研究（系統看護学講座 別巻）．医学書院，2016.

- 諏訪敏幸：看護研究者・医療研究者のための系統的文献検索概説．近畿病院図書室協議会，2013.

- 山口瑞穂子，石川ふみよ 編：ひとりで学べる看護研究．照林社，2010.

- 山川みやえ，牧本清子 編著：よくわかる看護研究論文のクリティーク．日本看護協会出版会，2014.

エピローグ

1. A子さん，ついに卒業論文が完成して卒業ですね．おめでとう！

   先生のおかげで無事に卒業することができましたありがとうございます！

2. 実際に文献研究に取り組んでみて，どうだった？

3. 最初は，何をしているか，よくわからなくて…先生に「研究は新しい知の創造！」って言われて……困りました

4. ははは，プレッシャーをかけてしまったわけね

5. 夏くらいまで論文の抄読会しかなかったので不安でした．でも論文を読む練習を繰り返したらだんだん，自分で論文が読めるようになって，楽しくなりました

6. そんなこと思っていたのネ

7. あと，知識が増えてきて，「こういうことだったのか！」とつながってくる瞬間はすごく興奮しました！

8. 知識の海

   うれしいなア！それこそ研究の醍醐味！知識の海に溺れることのできる幸せ！

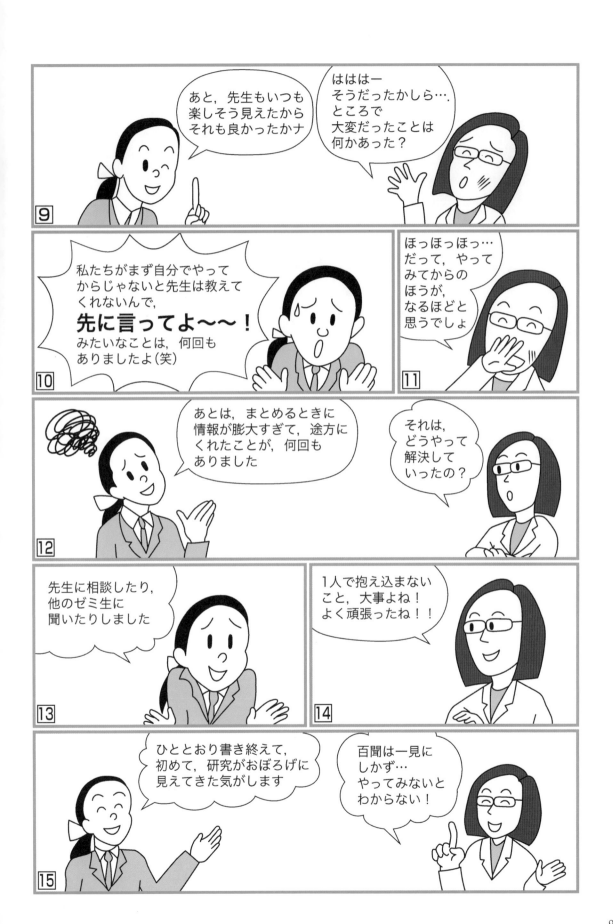

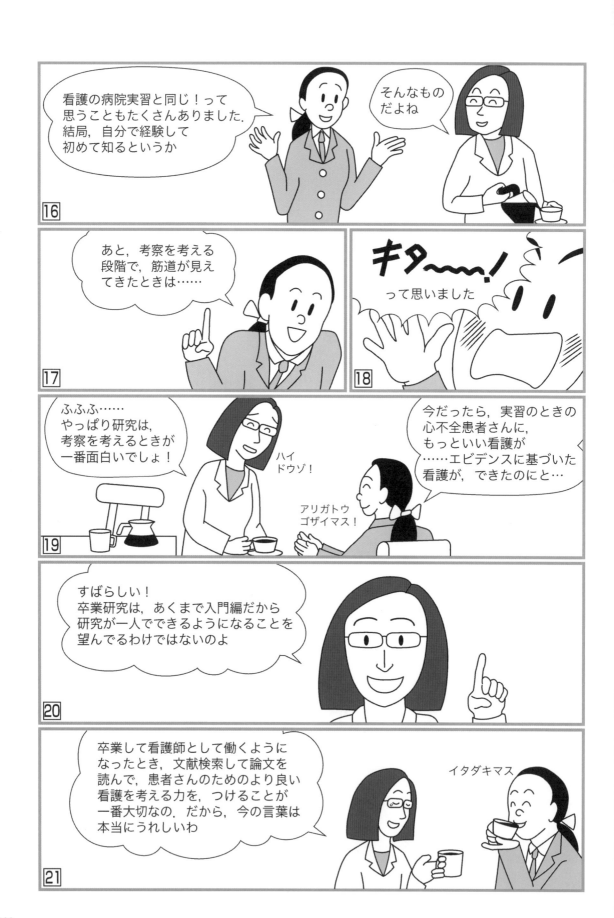

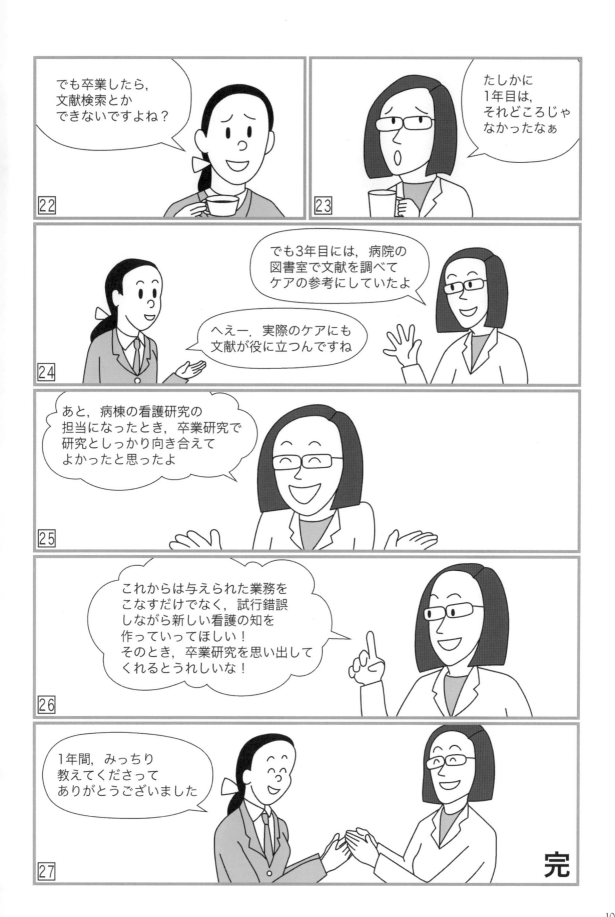

あとがきにかえて

　「文献レビューの本が欲しい」と若者が求める背景には，指導者の指導力不足が見え隠れしている．「時間もないので，４回生の卒論は文献レビューにする」と，言われる先生もいる．研究法の授業では，看護学には質的研究もある，量的研究もあると，夢を語っていたのに…．学生とのアポイントメントは，数ヵ月に１回，学生が読んできたいくつかをまとめて完成になる．学生もそのプロセスに楽しみも見いだせずに，言われたことをやって終わる．大学院への進学が増えているが，研究のイロハを学ばずに卒業する損失は大きい．大学院でその原点を教えることになれば，研究がおもしろいことを理解した頃に，大学院がおわってしまう．なんともったいないことであろうか，そんな初期教育から行わなければならない大学院は，大学院の予備校に過ぎないという，将来の危惧も感じる．

　本文のＡ子と教師の関係で，少し不足する部分を補足する．おそらく，この教師は，このＡ子以外に何人かの学生が所属しており，ゼミは単独ではなく，複数が同時にこれらの話を聞き，自分たちが読んできた論文についての内容の発表もしているということ．毎週行われているのかもしれない．これがお互いの理解を補強しあう，フィードバックにつながっているのである．この本でわかるように，ゼミの配属された当初の時期と，最後では論文の読み方も，目の付け所も変化している．毎週，文献を読むという作業を通じて，４回生がテーマを絞りきったことや，どんなプロセスを組み立てて，研究をしようとしているのかが，教師にはわかるのである．そのやりとりを通じて，学生は，研究がおもしろいということを自分の手で見つけ出す．

　教育は，その次の世代への魂のバトンタッチだと思います．この本を通じて，文献研究や文献レビューの書き方を学ぶだけでなく，教師とＡ子の対話を通じて，通うものの本質をくみ取っていただきたいです．この本は，学生が読んで理解するものではなく，手に取っていただいた教師役割の方にこそ，文献を読むことの意義を考える機会になると思います．そして，この本を学生に勧めるときには，次の約束を，まず１週間以内に入れるということも合わせて．

京都大学大学院医学研究科人間健康科学系専攻基礎看護学講座

若村智子

索　引

はじめて学ぶ文献レビュー

2020年4月10日発行　　　　　　　　　　　　　　第1版第1刷
2021年10月10日発行　　　　　　　　　　　　　　第1版第2刷©

著　者　若村　智子
　　　　　　　わかむら　ともこ
　　　　　西村　舞琴
　　　　　　　にしむら　まこと

発行者　渡辺　嘉之

発行所　株式会社　総合医学社

　　　　〒101-0061　東京都千代田区神田三崎町1-1-4
　　　　電話　03-3219-2920　　　FAX　03-3219-0410
　　　　URL　https://www.sogo-igaku.co.jp

Printed in Japan　　　　　　　　　　　　　　株式会社公栄社
ISBN 978-4-88378-694-7